haga yoga

Gerardo Campos

Primera edición, abril 2012
Copyright © 2010 Gerardo Campos
All rights reserved
ISBN: 1468126806
ISBN-13: 978-1468126808

Autor
Gerardo Campos

Información de contacto
hagayoga@gmail.com
hagayoga.blogspot.com

A los maestros, por haberme halado al yoga
(muchas veces por las orejas).

A mi Reina, por su apoyo incondicional
...y constante estímulo.

A mis padres y etcétera, pero muy especialmente a mis abuelos,
por haberme hecho quien soy.

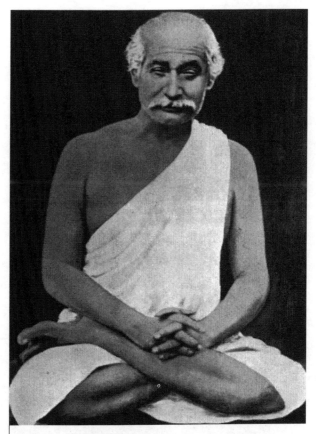

Lahiri Mahasaya (1828 - 1895)

Lahiri fue iniciado en el *Kriya yoga* de la mano directa
de Babaji, también conocido como "Mahavatar Babaji",
quien le encomendó la misión de rescatar el *Kriya yoga* para
la humanidad, y para su posterior introducción al mundo occidental (a través de Paramahamsa Yogananda). Este estilo
de yoga, el cual se había extraviado hasta entonces, hace
extenso uso de técnicas de respiración (*pranayama*) con el fin
de acelerar el desarrollo espiritual del practicante. Entre los
discípulos de Lahiri se cuentan a Swami Sri Yukteswar Giri,
Sri Panchanon Bhattacharya, Swami Pranabananda y a los
padres de Paramahamsa Yogananda.

Agradecimiento

Quisiera agradecer a *High Desert Yoga* por haberme enseñado todo lo que sé de *Hatha yoga*, y muy especialmente a Kim, por toda su sabiduría, su pedagogía y manera de enseñar, que te hacen enamorar del *Hatha yoga*.

También quiero agradecer a la organización Sivananda, por inundarte del amor de Sivananda y Vishnu Devananda, por su excelente programa de *Teacher Training*, y muy especialmente a Kanty Devi y a todo la gente de *Garopaba*, son demasiados para nombrarlos a todos. ¡Qué excelente su labor! Sin duda Vishnu y Sivanandaji estarán orgullosos.

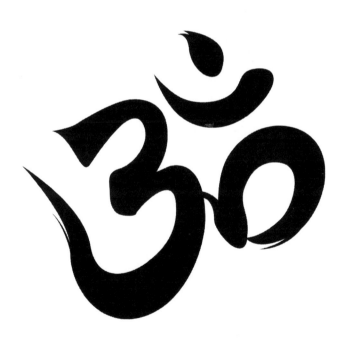

Contenido

Introducción

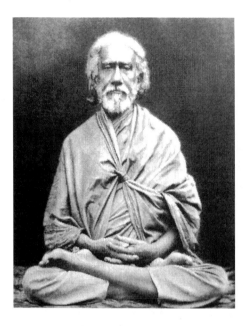

Según swami Sri Yukteswar, la humanidad ha entrado ya en la era del *Dwapara yuga*[1], era en la cual se acerca más a su iluminación, y deja atrás el oscurantismo característico de la Edad Media, era que en la astrología védica se conoce como el *Kali yuga*. Más aún, Sri Yukteswar afirma que la gente de esta era se encuentra "buscando su desarrollo espiritual"[2].

Mi impresión muy personal es que a pesar de estar dadas las condiciones desde un punto de vista cósmico, la gente de la civilización actual vive distraída en su rutina, en el producir, las obligaciones, etcétera. Y no nos olvidemos de la prioridad que damos a la rumba, la moda, el *mío*, el culto al *look*. Ese ego...

---

[1] Para una introducción a las eras de la Tierra, vea el documental *The Great Year* en Youtube®.
[2] *La Ciencia Sagrada*, de Swami Sri Yukteswar.

Hacia la segunda mitad del siglo XX, el estilo de vida del ser humano comienza su metamorfosis. Empujado por poderosos grupos económicos, el ser humano comienza a redefinir sus necesidades fundamentales por las que le dicta la publicidad. En este frenesí, nos apuramos a comprar todo aquello que nos garantice ser aceptados por nuestro entorno social.

Así, el *homo sapiens* de esta generación ha basado su estrategia de supervivencia en la adquisición de todo aquello que le garantice estar in. Y para mayor preocupación, en la civilización que nos tocó vivir, es considerado normal que la gente adopte estas prioridades como necesidades naturales. La continua generación de juguetes para la reafirmación de nuestro *ego* tiene consecuencias que van más allá de impedir el desarrollo del ser humano. De hecho, el consumismo ha sido un catalizador para males propios de nuestra civilización como el calentamiento global, la contaminación, por nombrar algunos, que amenazan seriamente la estabilidad del planeta.

Todo este estilo de vida sensorial, característico de esta generación, dirije continuamente la atención del individuo hacia lo externo, desligándolo completamente de su realidad, de su interior. En contraste, el yoga nos enseña otro enfoque de la vida, mostrándonos el camino hacia la introspección, hacia el encuentro con nuestra esencia. En ese camino, el yoga nos va educando sobre el arte de vivir, con tips que nos ayudan a avanzar en nuestro camino espiritual. Así, con disciplinas como el de una práctica diaria (*sadhana*), el hábito de meditar, por nombrar solo algunas, el yoga va llenando nuestra vida de armonía y paz plena a la vez que nos conduce hacia nuestra evolucion espiritual. Esta paz interior nos permite poner las cosas –incluidas las necesidades– en la debida perspectiva, alejándonos así de las distracciones de esta sociedad.

Por eso el yoga representa un salvavidas para el ciudadano de esta era, porque es capaz de rescatarnos de las aguas del materialismo, que continuamente nos arrastran al fondo de lo irreal, alejándonos fuera de la cobertura de la señal de nuestro interior (para decirlo en un lenguaje que se ha convertido en universal, el lenguaje de usuario de teléfono celular).

A través de mi práctica profesional –como instructor de yoga–, me he centrado en difundir el yoga corporativo, divulgando esta ciencia milenaria entre gente que en su mayoría no sólo nunca había estado en una clase de yoga, sino que jamás se imaginó que estaría en una. En mi experiencia, siempre pude ver cómo crecía el interés y la curiosidad de las personas al descubrir el yoga y al experimentar sus beneficios. Esta constante me llevó a preguntarme: ¿cuánta gente se interesaría en el yoga de tener la oportunidad...?

Como profesional de la informática, mi trabajo por años ha sido hallar la solución a infinidad de problemas del ámbito computacional. Con este libro, me he planteado presentar una solución a un problema de mayor trascendencia: ofrecer una llave a la puerta de entrada de la realización personal. Desde mi óptica científica, he intentado diseñar un algoritmo[3] que permita a cualquier persona entrar a este maravilloso camino, con o sin previa experiencia en yoga.

Apoyado en lineamientos que he recibido de diferentes fuentes, he intentado sintetizar aquí la información necesaria para iniciarse en el yoga de una manera autodidacta.

Si ésta es su primera exposición al yoga, permítame agradecerle por darme el honor de mostrarle la entrada a este divino tesoro. Si por el contrario, éste no fuera el caso, espero que este texto sea un buen amigo en su camino.

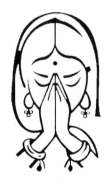

¡Bienvenido!

---

3 En Computación se le llama algoritmo a la solución de un problema escrita en un lenguaje natural, la cual posteriormente es traducida a un lenguaje de programación. Disculpen la jerga técnica, es que para mí son parte de mi vocabulario.

Cómo usar este libro

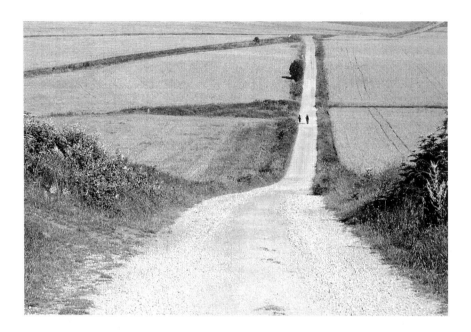

Aunque lo ideal sería leer el libro antes de comenzar su práctica, quise dar la opción de que aquél que desee comenzarla al salir de la librería, pueda hacerlo.

Para esto, lo primero que debe preguntarse es: ¿cuánto tiempo deseo dedicar al yoga? Como observará, el yoga es una disciplina de vida y, como tal, exige una práctica diaria. Al principio seguramente le costará establecerse una rutina (no se flagele, la indisciplina es parte del ser humano), pero a medida que avance en el camino, se dará cuenta de que la práctica diaria es lo natural y no lo contrario.

Al principio, seguramente, encontrará cualquier cantidad de obstáculos que le impedirán llegar a una frecuencia diaria. De ser así, comience con dos o tres veces por semana y construya el camino que le llevará a una práctica diaria. Una vez que establezca esa conexión con su interior, descubrirá que esos momentos de introspección son realmente su realidad.

Para empezar, puede establecer una cantidad de tiempo que no le altere su rutina diaria, cinco o diez minutos, por ejemplo. Trabaje su disciplina y su propia curiosidad le llevará a conseguir el tiempo para ir aumentando a quince, treinta minutos o más. Si sólo dispone de cinco minutos, una manera sencilla de comenzar es con los ejercicios de *pranayama*, y a medida que se familiarice con las *asanas*, puede comenzar con alguna de las rutinas que se sugieren en la sección de *sadhana* (práctica diaria). No es chino, es sánscrito, el lenguaje en el que fue entregado el conocimiento del yoga al ser humano, hace más de 5000 años. Lo usaremos a lo largo del libro, así que es conveniente que se familiarice con él. En los apéndices encontrará un glosario que debe revisar lo antes posible, y que le dará un vocabulario que le será de utilidad.

En la medida que avance en su práctica, estudie y practique las poses que aparecen en la sección de *asanas*. Enfrente cada pose con introspección, analizando la reacción de su cuerpo ante la pose, así como su respiración y alineación. Estudie sus limitaciones y cómo van evolucionando en el tiempo. Las *asanas* han sido ordenadas de tal manera que pueden explorarse secuencialmente, pero si aún no está listo para alguna de ellas, puede posponerla hasta que se sienta mejor preparado, y trabajar con las que se sienta más cómodo.

Al familiarizarse con las distintas *asanas*, será capaz de completar diferentes rutinas de la sección de *sadhana*. Esta sección está orientada a proveer diferentes plantillas para su práctica diaria. Además, le permitirá ir forjando su disciplina. Enfrente su práctica con amor y devoción hacia el Creador, poniendo énfasis en su disciplina, más que en la perfección de una pose. La disciplina y la constancia lo llevarán a la correcta ejecución de las poses, además de ser la llave que le permitirán entrar al camino del yoga.

Antes de comenzar su práctica, es recomendable una evaluación médica de su estado de salud. A pesar de ser el yoga un ejercicio inofensivo, es conveniente estar al tanto de condiciones existentes como hipertensión, osteoporosis, desviaciones de la columna, etc.

Para dudas o preguntas:

- hagayoga@gmail.com
- hagayoga.blogspot.com.

Definición del problema

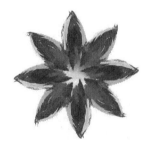

¿Qué es el yoga?

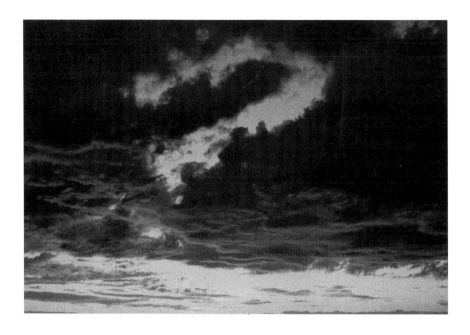

Aunque la mayoría de la gente asocia al yoga con una serie de poses o *asanas*, el yoga es algo mucho más profundo e integral. La palabra *yoga* se deriva del sánscrito *Yuj*, que significa unir, amarrar. El propósito del yoga es la unión del espíritu humano con el espíritu Absoluto, al que la gente comunmente se refiere como Dios. De acuerdo con la filosofía yóguica, esta fusión del espíritu humano (*Atman*) con el espíritu Universal (*Brahman*) representa el objetivo supremo de nuestra existencia, la realización de nuestro *Ser*. De esta manera, el yoga nos ofrece una respuesta a las eternas preguntas, ¿Quién soy? ¿Para qué existo?

El yoga sintetiza una serie de prácticas (como ejercicios, dieta, meditación) que preparan al aspirante para su realización. Esta disciplina, además de promover un individuo saludable, lo prepara para alcanzar estados superiores de conciencia. Al comenzar a desligarse del mundo material (desapego), el aspirante se va acercando a su lado espiritual.

El yoga que conocemos en el mundo moderno data de los *yoga sutras*, enseñanzas que se transmitieron por vía oral por miles de años, de maestro a discípulo, hasta que finalmente fueron compilados por Patanjali, alrededor del año 300 a.C. Estas enseñanzas constituyen una de las cuatro sendas del yoga, el *Raja yoga*, que se define como una metodología científica para alcanzar el crecimiento espiritual. El *Hatha yoga*, el yoga que se conoce en occidente, prepara el cuerpo del aspirante para transitar el camino del *Raja yoga*. El propósito de este escrito es dar los elementos básicos para iniciarse en el *Hatha yoga*. A menos que se especifique lo contrario, en el libro se utilizan los términos *yoga* y *Hatha yoga* de manera indistinta.

El *Hatha yoga* prepara al aspirante para la difícil tarea de controlar la mente. Para dicho fin, la primera tarea es lograr el control del cuerpo, lo cual se logra a través de la práctica de *asanas*. Después de alcanzar el control corporal, la siguiente meta es el control de la energía vital o *prana* (a través de la práctica de *pranayama*), que lo conducirá a su objetivo final, el control de la mente.

En conclusión, y según las enseñanzas de Pantajali, el control de la mente es el camino hacia la realización espiritual (*samadhi*). El *samadhi* es un estado en que nuestra conciencia se hace *Una* con la *Divina*. En otras palabras, es como conseguir una audiencia con Dios. Aquellos que han alcanzado el *samadhi*, se refieren a esta experiencia como "el ser inundados por una dicha indescriptible".

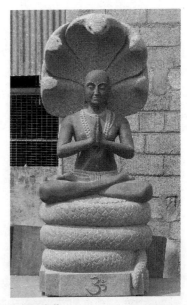

Patanjali

La siguiente gráfica intenta sintetizar lo expuesto:

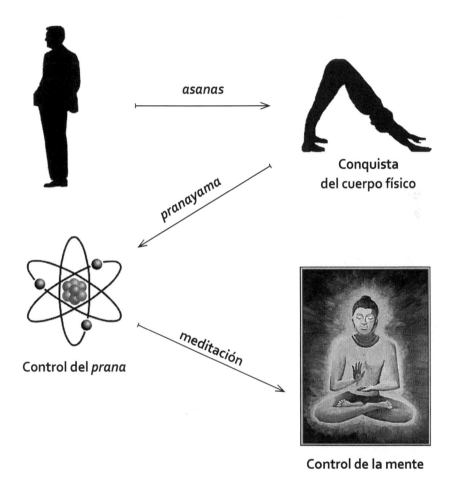

asanas

Conquista
del cuerpo físico

pranayama

Control del *prana*

meditación

Control de la mente

Como puede verse en el esquema, la práctica de *asanas* (la versión occidental del yoga) es tan sólo el comienzo del camino hacia la realización personal, la conquista del cuerpo físico. No deja de tener su valor, pero me parece importante acotar que éste es tan sólo la etapa inicial del camino.

El yoga
como un pentágono

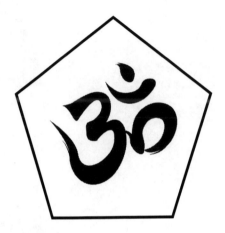

Podemos hacernos una idea más sencilla del yoga a través de una abstracción que nos sugiere Vishnu Devananda, tal vez el dicípulo más querido por Sivananda, quien sintetiza el yoga como un estilo de vida que consta de cinco disciplinas:

1. Ejercicio físico a través de *asanas*
2. Relajación o *savasana*
3. Dieta adecuada (vegetariana)
4. *Pranayama*
5. Meditación

Beneficios del yoga

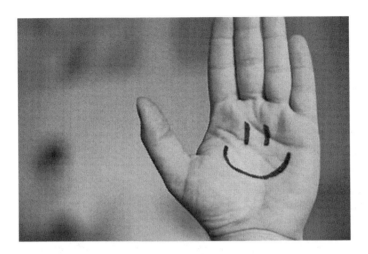

Desafortunadamente, al difundirse el yoga en el mundo occidental se ha tendido a simplificar a la mera ejecución de una serie de poses o *asanas*, con frecuencia sin la debida introspección. Como veremos a lo largo del libro, el yoga es mucho más que hacer *asanas*.

Además de mostrarnos el camino hacia nuestra realización, el yoga nos proporciona ese "manual de usuario" que necesitamos para poder cuidar y operar este vehículo con el que transitamos por esta vida (y que nunca nadie nos dio).

Entre otros muchos beneficios, el yoga nos enseña cómo respirar, cómo nutrirnos, y cómo mantener nuestro cuerpo joven y saludable. La práctica regular del yoga genera un estado de bienestar y equilibrio interno que se traduce en calidad de vida.

Algunos de los beneficios que se desprenden de la práctica del yoga son:

- Mayor tonicidad y fuerza muscular.
- Lubricación de articulaciones, ligamentos y tendones.
- Aumento de la conciencia corporal.
- Corrección de la postura.
- Aumento de la flexibilidad.
- Se masajean órganos internos.
- Promueve la desintoxicación.
- Calma la mente.
- Reduce el estrés.
- Al mejorar la respiración, aumenta la oxigenación a órganos vitales, mejorando el funcionamiento del cuerpo como un todo.
- Se inunda el *ser* de un estado de dicha, producto –en parte– de la secreción de serotonina, la enzima del estado de ánimo.

Se ha determinado[*] que la práctica de yoga reduce los niveles de cortisol (hormona ligada al estrés)

---

[*] Este estudio conjunto entre *The Center for Integrative Medicine of Thomas Jefferson University* y el *Yoga Research Society*, fue presentado ante la reunión anual de la Endocrine Society de EEUU en el año 2003.

Las ocho extremidades del yoga

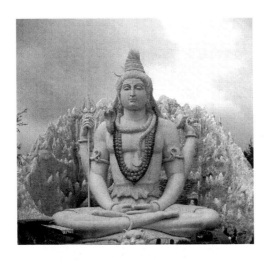

Patanjali organiza el proceso hacia la realización del *ser* como la conquista de una serie de capas o envolturas (*kosha*), que van desde lo más material (cuerpo físico), hasta lo más etéreo (la mente). La conquista de estas capas, según Patanjali, se logra a través de un conjunto de ocho lineamientos, por lo que a este método se le conoce como las ocho fases o extremidades del yoga (*Ashtanga yoga*):

1. *Yamas*, restricciones	5. *Pratyahara*, control de los sentidos
2. *Niyamas*, observancias	6. *Dharana*, concentración
3. *Asanas*, poses	7. *Dhyana*, meditación
4. *Pranayama*, control del *prana*	8. *Samadhi*, estado de super conciencia

El siguiente diagrama presenta una abstracción del camino sugerido por Patanjali hacia la realización personal o *samadhi*.

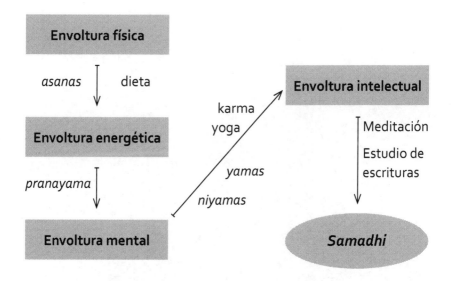

Como puede observarse en el diagrama, el yoga ve el camino hacia la realización del *ser* como una serie de capas o envolturas que deben irse conquistando, hasta llegar finalmente a la capa más interna, la mente.

Una vez que la mente es conquistada y siendo capaces de meditar (poner la mente en blanco), estamos a la vuelta de la esquina de nuestra meta, la fusión de nuestro espíritu (*Atman*) con el espíritu Universal (*Brahman*).

A continuación, una introducción a las cuatro primeras fases de Patanjali. Las otras cuatro escapan de los objetivos de este libro. Pero no se preocupe, una vez comience a transitar el camino del yoga, los maestros le irán dotando de lo que vaya necesitando. Además, hacia el final del libro encontrará una introducción a la meditación; considerando que mientras más pronto comience a meditar, más acelerado será su desarrollo espiritual.

Herramientas

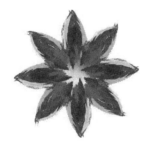

Yamas

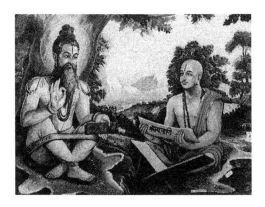

Las *yamas* son restricciones o principios morales que nos enseñan a vivir una vida digna, indicándonos la correcta manera de relacionarnos con los que nos rodean. Las *yamas* y *niyamas* pueden verse como los mandamientos entregados a Moisés en el monte Sinaí. Las *yamas* y *niyamas* nos preparan moralmente para nuestro camino hacia la realización. Sin estos principios como base, ninguna práctica espiritual brindará frutos, es como tratar de telefonear a alguien teniendo el número equivocado. Las *yamas* son:

- *Satya*. No mentir, ser honesto. No existe nada que podamos ocultarle a Dios, así que en la medida que vivamos en la verdad, podremos estar en sintonía con la Divinidad. No debe haber diferencia entre lo que pensamos, decimos y hacemos.

- *Aparigraha*. No ser posesivo, no acumular objetos innecesarios. Practicar el desapego, llevar una vida minimalista.

- *Ahimsa*. No hacer daño a otro ser vivo, ni de pensamiento ni de acción. Eliminar el sentimiento de querer lastimar a algún ser vivo.

- *Brahmacharya*. Evitar la lujuria, control del deseo sexual.

- *Asteya*. No robar (objetos materiales ni intangibles, como el tiempo: no hacerle perder el tiempo a nadie), ni codiciar. La codicia florece en la forma de apego, añoranza, añadiendo otro artículo material a nuestra carga kármica (las leyes cósmicas son matemáticamente implacables).

Este pudiera ser un buen momento para desarrollar un poco la noción de karma. El karma puede imaginarse como una inmensa lista de deudas pendientes (cuentas por pagar acumuladas a lo largo de nuestras vidas), las cuales deben ser canceladas para que podamos abandonar el ciclo de la vida y la muerte (*samsara*), la manifestación física del *ser*. Así como en contabilidad para llegar a cuadrar, la cantidad en la columna de los débitos debe corresponderse con otra similar en la columna de los créditos, exáctamente debe ocurrir en nuestro balance kármico para poder abandonar el ciclo de la vida y la muerte.

Otra analogía que me gusta hacer del karma y que puede reflejar lo matemático de su naturaleza es con la tercera ley de Newton, la *Ley de acción y reacción*. Si hacemos memoria de nuestra física de bachillerato, la tercera ley de Newton establece que al un objeto ejercer una fuerza sobre otro objeto, este último responde con una fuerza de la misma intensidad, pero de sentido contrario a la primera.

Mediante esta analogía, el karma se interpreta como una ley de causalidad, o de causa y efecto. Según esta perspectiva, toda acción (incluido el pensamiento) que llevamos a cabo produce un efecto, del cual somos responsables. De esta manera, para regresar el cosmos a su equilibrio, debemos producir una acción inversa que anule ese efecto que generamos con nuestra acción inicial (similar al lema "el que a hierro mata, a hierro muere"). Una vez hemos "cuadrado" el balance de nuestras acciones, estamos en capacidad de abandonar el ciclo de la vida y la muerte en el que nos encontramos.

Niyamas

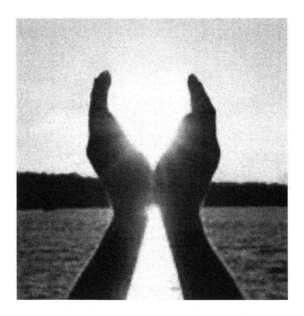

Las *niyamas* son observancias que complementan los preceptos establecidos por las *yamas*:

- *Saucha.* Pureza o limpieza, tanto externa como interna. La suciedad y el desorden externos generan desequilibrio en el interior.

- *Tapas.* Ser austero, ser disciplinado. Establecer en su práctica una intención hacia la búsqueda de Dios, más que hacia la perfección de una *asana*.

- *Santocha.* Estar feliz de estar vivo. Ser conforme, humilde, lo cual no implica conformismo. No ser materialista, no buscar la felicidad a través de cosas materiales. También es aceptar la voluntad de Dios. Todo cuanto nos sucede ha sido planificado por el Creador para nuestro desarrollo espiritual y debemos recibirlo con gratitud y humildad.

- *Swadhyaya*. Estudio y educación personal con el deseo de descubrir a Dios en nuestro corazón. Buscar a Dios a través del estudio de escrituras religiosas o espirituales.

- *Ishwara-pranidhana*. Rendirse a Dios, abandono del *ego*. Una manera de ejercer este desapego es ofreciendo tus acciones a Dios sin esperar nada a cambio (este es el karma yoga, uno de los yogas más poderosos).

Asanas

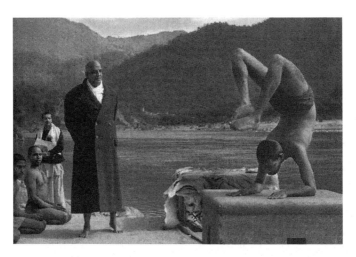

Que tu determinación sea fuerte y tu voluntad de hierro. Nada te falta para convertirte en sabio.
Aplícate diligentemente a tu tarea y enciende el dinamo espiritual que llevas dentro. Ponte en acción.

Sivananda

Asana se traduce como una postura o pose de yoga. Tal como lo indican los sutras de Patanjali, el *Hatha yoga* comienza a arar el terreno para que el aspirante pueda cosechar los frutos del yoga. La conquista de la mente comienza con el despertar de la sensibilidad interna, la cual en el *Hatha yoga* comienza a descubrirse a través de la práctica de *asanas*. Las *asanas* aquí descritas, a la vez que estimulan la conciencia corporal, comienzan a preparar el sistema musculo-esquelético del entusiasta para posturas más avanzadas.

Esta serie de *asanas* han sido escogidas tomando especial consideración en las elegidas por Sri Swami Sivananda para su legendaria *clase básica*. Swami Sivananda (una de las figuras más relevantes del yoga de esta era) diseñó su clase básica como una receta para "retener la vitalidad, retrasar el deterioro del cuerpo y reducir la posibilidad de enfermedades". Swami Sivananda eligió esta serie de *asanas* porque en conjunto tienen la capacidad de entonar todo nuestro cuerpo, desde el punto de vista óseo, muscular y glandular.

Con este conjunto de *asanas* se masajean órganos internos (promoviendo su irrigación sanguínea) y se ejercita la columna vertebral, para que se mantenga elástica y llena de juventud. Digamos que es como si un piloto de Fórmula 1 que además es ingeniero automotriz, le estuviera aconsejando cómo cuidar su vehículo. Seguramente lo escucharía.

Cuando diseñé este programa, una de las metas fue preparar al practicante para la clase básica de Sivananda. Además, quise complementar las enseñanzas de Sivananda con las de otro maestro protagonista del yoga de esta era, B.K.S. Iyengar. La atención al detalle y la alineación, característicos del estilo Iyengar, nos ilumina la ruta a la conciencia corporal, que buscamos con el *Hatha yoga*. Tuve el privilegio de iniciarme en el *Hatha* de la mano del mejor instructor de yoga que conozco, Kim Schwartz. A Kim debo el modesto enfoque Iyengar que pueda haber alcanzado en mi formación, el cual he tratado de plasmar en este manual.

Aquel que logre despertar la conciencia y sensibilidad corporales, podrá avanzar galopando por el camino del *Hatha*. Y la manera de lograr esto es a través de la introspección durante la ejecución de las *asanas*. Puedo afirmar con toda confianza que las *asanas* aquí presentadas constituyen una sólida base para iniciarse en el *Hatha yoga*. Además de preparar su cuerpo para poses más demandantes, las asanas aquí introducidas son excelentes para despertar la conciencia corporal, una de las principales herramientas que utiliza el *Hatha yoga* para lograr su objetivo: la conquista del cuerpo físico.

Por parecer fáciles, a veces el practicante (o su *ego*) suele subestimar algunas poses, y opta por no darles importancia. No cometa este error, enfrente toda pose con humildad, y concéntrese en sentirla. Cada una tiene su razón de ser y sus beneficios.

A partir de este momento, el aspirante debe entender el objetivo de ejecutar una *asana*: concentrarse en los músculos involucrados, relajarse y respirar. Una vez que adopte una pose, procure relajar la expresión de su rostro, deje descansar la lengua en su puesto, y dirija su atención a la respiración y a los músculos involucrados. Estudie el comportamiento de su respiración y utilícela como una herramienta para relajarse en la pose, así como para estudiar la reacción de su cuerpo. Trabaje el tiempo que pasa en cada *asana*, comenzando con 15-30 segundos (mínimo doce segundos), y construya su resistencia (escuchando a su cuerpo) hasta alcanzar un par de minutos. Manténgase en sintonía con su cuerpo, escúchelo cuando le avisa que hay dolor, o si no está listo para una pose.

Es importante colocar en un segundo plano la búsqueda de la perfección en una pose, ya que esto puede desvirtuar el objetivo de la práctica. La perfección llega con la constancia y la perseverancia. Recuerde, la meta de un aspirante debe ser alcanzar la disciplina, no una *asana* en particular.

Enfrente cada pose con la debida calma y no trate de correr antes de gatear. Dedíquele tiempo a familiarizarse con cada *asana*. Una vez decida abordar una pose, practíquela por no menos de doce días antes de pasar a otra. Si encuentra dificultad, pospóngala hasta que se sienta mejor preparado, y trabaje en otras con las que se sienta más cómodo. En la medida que haga del yoga un hábito, ganará confianza en sí mismo.

Además de su práctica diaria, procure tener al menos un día en la semana donde dedica no menos de una hora a su práctica. Así podrá profundizar en las poses que ya realiza, explorar otras nuevas y agudizar su conciencia corporal. En su práctica incluya siempre *asanas* que alternen la curvatura de la columna, es decir, luego de hacer las que doblen la columna hacia adelante, incluya las que doblen la columna hacia atrás, y viceversa. Asimismo, siempre trabaje ambas extremidades por igual, y haga su práctica descalzo y sin medias.

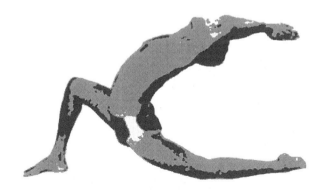

Precaución. Las personas mayores deben tener especial cuidado con poses invertidas (*parsvottanasana, uttanasana, sarvangasana, halasana, sirsasana*). Como regla general se recomienda no llevar la cabeza más abajo que el corazón, aunque cada quien debe observar la reacción de su cuerpo. El nivel de actividad física que haya llevado en su vida contribuirá a la reacción que tenga su cuerpo en las *asanas*. Asimismo, absténgase de practicar poses invertidas (*sarvangasana, halasana* o *sirsasana*) cuando esté menstruando, o si padece de desprendimiento de retina, hipertensión o enfermedades coronarias.

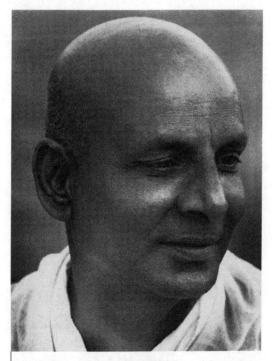

Swami Sivananda (1887 – 1963)

Swami Sivananda fue un médico de la India de principios del siglo XX que pasó su vida trabajando por el bien de la humanidad, primero como médico y luego como guru de yoga. Swami Sivananda tuvo tal grado de iluminación que en su primer año de medicina podía responder exámenes que ni siquiera los del último año de medicina podían.

Tadasana
(la pose de la montaña)

Tadasana es la pose primaria de las poses de pie. Más que lograr flexibilidad o fuerza, la importancia de esta pose radica en la conciencia corporal que motiva. *Tadasana* no solo enseña alineación estructural, sino acciones internas más sutiles, que se repetirán en casi todas las *asanas*. *Tadasana* es excelente para detectar y corregir malas posturas.

Párese firme con los pies paralelos, separados al ancho de sus caderas (que sus fémures queden tan verticales como sea posible). Visualice una línea recta entre el segundo y tercer dedo del pie y el talón, y asegúrese de que estas líneas sean paralelas. Imagine tres puntos en sus pies, uno en el talón, otro en la pelota del pie debajo del dedo gordo, y otro en la pelota del pie cerca del cuarto dedo. Clave sus pies en el piso en dichos puntos y esparza los dedos de los pies, buscando un mayor contacto con el piso.

Coloque las manos a los lados del cuerpo, mirándose entre sí, y saque el pecho levantando el esternón, pero sin empujar los hombros hacia atrás. La vista debe estar relajada y dirigida al frente, levantando levemente el mentón. Promueva una rotación interior* de los fémures, la cual es resistida por los talones (los talones luchan por mantenerse en su sitio). Esto debería motivar a los músculos de los muslos a activarse.

Una vez activados los muslos, empuje sus fémures hacia atrás clavándolos en los isquiotibiales (*hamstrings*) y tratando de estirar la parte de atrás de las piernas. Esto debería promover un ajuste en la cadera, la cual gira levemente hacia adelante (flexión).

---

* Rotación interior, o hacia adentro, intenta llevar la parte lateral de los fémures (donde están las manos en esta pose) hacia adelante, a la línea media del cuerpo. La línea media va desde la nariz, al punto entre los dos dedos gordos de los pies.

Estabilizado el hemisferio inferior, inhale procurando expandir la caja torácica hacia arriba, alejándola de la pelvis y ampliando los espacios inter-
costales. La sensación debería ser como si su tronco estuviera creciendo
hacia arriba.

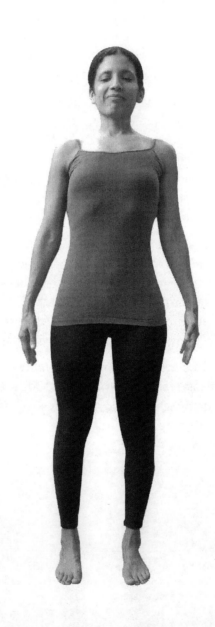

Urdhva hastasana
(manos arriba)

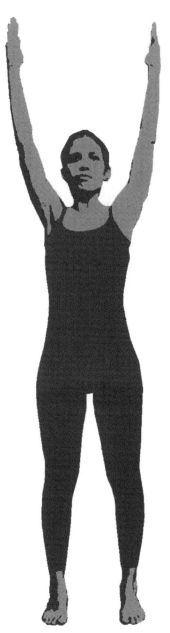

Colóquese en *tadasana* y levante los brazos hacia arriba, con las manos frente a frente. A pesar de que tiene los brazos arriba, no levante los hombros, su altura vendrá a partir de la extensión que logre en el tronco.

Respire normalmente, tratando de no perder la expansión lograda en la caja torácica cuando exhale, y de mantener el resto de la acción muscular.

Trabaje en mantener la pose tanto como le sea posible, 1-2 minutos, prestando atención a todos los elementos involucrados.

Virabhadrasana I
(guerrero I)

Esta pose constituye una de las poses más importantes para el cultivo de la estabilidad de cadera, así como para fortalecer muslos y estirar los músculos flexores y extensores de la columna, junto con los serratos, deltoides y abdominales.

Comience separando las piernas con una pierna hacia adelante y una hacia atrás, separando las piernas tanto como le resulte cómodo. Flexione la pierna delantera colocando el pie de tal manera que el talón quede ligeramente delante de la rodilla, o justo abajo, pero nunca atrás. Gire el pie de atrás levemente hacia afuera, empujando los dedos hacia afuera y el talón hacia atrás, clavándolo en el piso. Esto debería motivar la extensión de la pierna trasera.

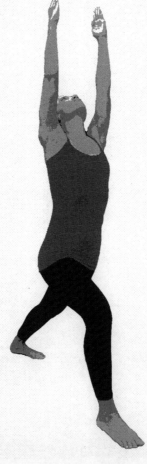

Una vez los pies estén en posición, estabilice su postura de tal manera que la cadera quede de frente, perpendicular a la dirección de la pierna delantera. Es común que la pierna delantera se vaya hacia afuera o hacia adentro. Esto puede corregirse motivando una rotación del fémur hacia adentro o hacia afuera, respectivamente.

Inhalando, estire el torso hacia arriba y eleve los brazos hacia el cielo, evitando levantar los hombros, y coloque las manos frente a frente. Mire hacia arriba y deje caer la cabeza hacia atrás, de tal manera que descanse sin esfuerzo.

Levante el esternón de tal manera que el mirar hacia el cielo no le cree incomodidad en la nuca. Respire normalmente y construya su resistencia hasta poder permanecer en la pose 1-2 minutos por lado.

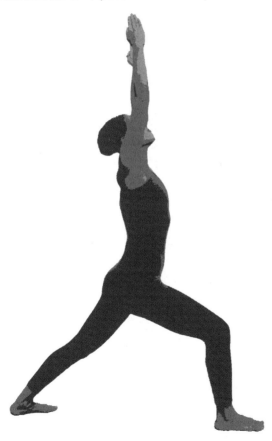

Parsvakonasana
(estiramiento lateral)

Esta *asana* es una pose preparatoria para una de mayor dificultad, *trikonasana*, la cual cubre un importante terreno en cuanto a la entonación de nuestro vehículo físico se refiere, ya que hace un serio mantenimiento a la columna vertebral. Ambas poses brindan una oportunidad de descanso a nuestros discos intervertebrales, mediante el estiramiento de nuestro plano lateral, a la vez que estimulan los nervios de la columna, tonificando el sistema simpático. También, al ejercitar los discos intervertebrales estamos cultivando su elasticidad, lo cual los protege de una posible hernia discal. Esta es otra *asana* obligatoria para quienes pasan largas horas sentados.

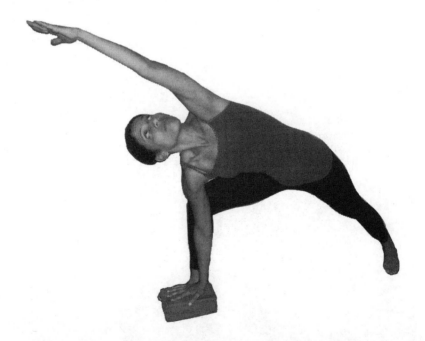

Precaución. Si presenta algún tipo de molestia o dolor en la columna o cadera, es recomendable consultar con un especialista sobre alguna limitación o riesgo que pueda tener para realizar esta pose. Recuerde las recomendaciones que aplican a todas las poses, escuche su cuerpo y sea prudente.

Párese con los pies paralelos, separados un poco más de un metro. Gire el pie izquierdo 90 grados hacia afuera, de tal manera que quede perpendicular al otro pie. Flexione la pierna izquierda de tal manera que la rodilla no quede más adelante que el talón. De ser así, empuje el pie izquierdo hacia adelante o la rodilla hacia atrás. La pierna que está atrás debería estar completamente recta, con la articulación de la rodilla bien trancada. Empuje el talón de esta pierna hacia abajo y hacia atrás, de tal manera de acentuar su arraigo en el piso. Esta pierna es el bastión de su estabilidad en la pose, así que asegúrese que esté derecha. Revisite la pierna izquierda y asegúrese que el muslo esté haciendo su trabajo de sostén de la pelvis, alineado con el pie y empujando hacia arriba.

Una vez estable, flexione el brazo izquierdo y apoye el antebrazo en el muslo izquierdo. Estire el brazo derecho por encima de la cabeza tratando de alinearlo con su tronco, el cual está a su vez alineado con la pierna derecha. El brazo derecho debería llegar a tocar la oreja derecha. Una los dedos de esta mano simulando un golpe de Karate y coloque la palma de la mano mirando al piso. Permanezca en la pose por unos treinta segundos y cambie de lado.

Cuando se sienta cómodo en *parsvakonasana*, puede tratar de apoyar la mano delantera en el piso, al lado de la parte interna del pie. Si no llega al piso, puede utilizar un diccionario grueso o bloque de madera como apoyo.

Vrksasana
(el árbol)

Vrksasana es una pose para desarrollar equilibrio y promover la concentración. Además, motiva a la musculatura para una correcta postura y alineación. Aquellas personas con baja presión arterial, con enfermedades del sistema nervioso que afecten el equilibrio, obesas, o con embarazo avanzado deben tomar precauciones. Una ayuda puede ser recostarse de la pared.

Párese en *tadasana* con los pies tan juntos y paralelos como le sea cómodo. Una vez se sienta estable, suba el pie izquierdo por el lado del cuerpo y colóquelo en su tobillo, pantorrilla o muslo, pero nunca en la rodilla. Si su flexibilidad le da para llevarlo al muslo, lo recomendable es llevar el talón lo más cerca que pueda de la ingle. Puede ayudarse con las manos para llevar el pie a su posición. Una vez logre colocar el pie en su puesto, ponga las manos en posición de oración (*namaste*) y respire. Enderece la espalda y busque neutralidad en los hombros.

Vrksasana es una pose de equilibrio y concentración, para lo cual se recomienda fijar la mirada en un punto enfrente que le sirva como referencia. Si desea un mayor nivel de dificultad, puede subir las manos por encima de la cabeza, apretando sus orejas con los brazos.

Respire normalmente y con suavidad, tratando de relajarse y disfrutar la pose. Mantenga la pose tanto como su equilibrio le permita y luego cambie al otro pie. Si no consigue mantenerse en *vrksasana*, puede apoyarse contra la pared, mientras desarrolla el equilibrio.

Parsvottanasana
(estiramiento frontal, versión simplificada)

Parsvottanasana es una progresión para una pose más demandante, *utta-nasana*, con beneficios similares. Colóquese en *urdhva hastasana* y dé medio paso al frente, buscando mantener el paralelismo de los pies. Si se siente muy inestable, el girar el pie de atrás hacia afuera le dará estabilidad. Aférrese al suelo empujando los dedos gordos de los pies hacia abajo. Inhale profundamente y al exhalar, lleve los brazos hacia abajo y adelante, tratando de mantener la longitud lograda en el tronco, y evitando que se forme joroba al bajar. Respire buscando profundidad en la respiración y estirando el tronco. Mantenga la pose tanto como pueda, empujando los muslos hacia atrás y estirando la articulación de las rodillas. Inhalando, regrese a la posición inicial y repita el ejercicio cambiando de pie.

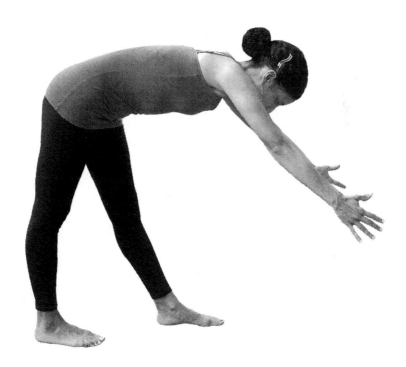

Uttanasana
(flexión hacia adelante, de pie)

Esta pose ofrece los mismos beneficios que *paschimottanasana*, además de proveer de gran vigor y energía. Según swami Sivananda, este ejercicio es sumamente útil para eliminar la tan temida llanta que se desarrolla en el área abdominal, y desarrolla una figura "esbelta y llena de gracia" en las damas.

Estando en *urdhva hastasana*, exhale y lleve las manos al piso, tratando de alinear los dedos de las manos con los dedos de los pies. Si necesita doblar las rodillas, dóblelas y baje hasta que apoye las palmas de las manos en el piso (si no puede, aunque sea toque el piso con los dedos).

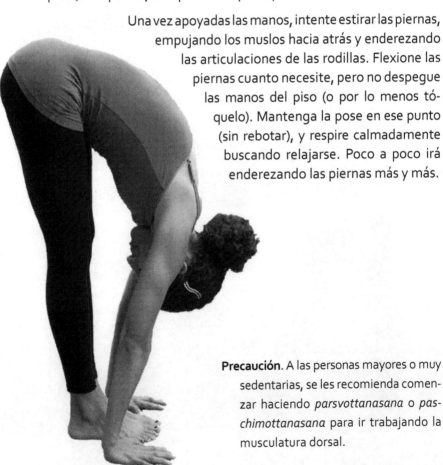

Una vez apoyadas las manos, intente estirar las piernas, empujando los muslos hacia atrás y enderezando las articulaciones de las rodillas. Flexione las piernas cuanto necesite, pero no despegue las manos del piso (o por lo menos tóquelo). Mantenga la pose en ese punto (sin rebotar), y respire calmadamente buscando relajarse. Poco a poco irá enderezando las piernas más y más.

Precaución. A las personas mayores o muy sedentarias, se les recomienda comenzar haciendo *parsvottanasana* o *paschimottanasana* para ir trabajando la musculatura dorsal.

Dandasana
(la pose del palo)

Si tuviera que elegir la versión sentada de *tadasana*, esa sería *dandasana*. Entre otros beneficios, *dandasana* corrige la alineación en la posición sentada. En una sociedad donde nos pasamos casi toda la vida sentados, es de vital importancia la correcta postura de los elementos involucrados (muslos, cadera, columna vertebral) en esta posición.

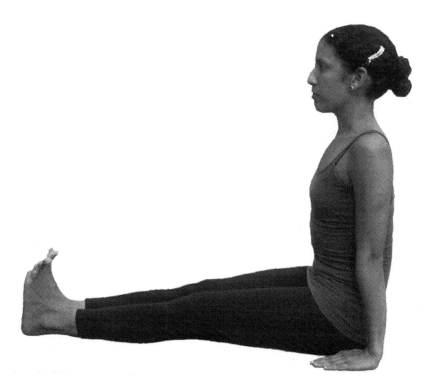

Además de corregir la alineación, la correcta ejecución de *dandasana* acondiciona muslos, pantorrillas, psoas y abdominales. *Dandasana* prepara el sistema músculo-esquelético para flexiones más agudas del plano delantero, como *paschimottanasana*. Al estirar los músculos abdominales, se produce una contracción excéntrica de los abdominales y lumbares, la cual va preparando estos músculos para torsiones más agudas.

Siéntese con las piernas estiradas hacia adelante, tratando de que toda la parte dorsal de las piernas esté en contacto con el piso. Coloque las palmas de las manos en el piso, a los lados de la cadera, y aproveche este apoyo para enderezar la columna y promover una rotación hacia adelante de la pelvis, procurando sentarse en la parte inferior de los huesos isquiones.

Si sus dimensiones corporales no le permiten tocar el piso con las manos, busque un par de libros (iguales) o ladrillos que cubran la diferencia. El pecho debe estar abierto y el esternón levantado, pero sin exagerar esta acción (cuide de no empujar los hombros hacia atrás).

Empuje los talones hacia adelante, tratando de que sean los puntos más adelantados del cuerpo. Para acentuar esta acción, al mismo tiempo que empuja los talones, hale los dedos de los pies hacia usted. Esto debería motivar a la parte trasera de las piernas a pegarse al piso. No permita que los talones se separen del piso, pues esto ocasionaría una hiperextensión de las rodillas, la cual debe evitarse. Una vez logrado esto, y sin perder la longitud lograda en los talones de aquiles, intente empujar hacia adelante la pelota de los pies, inclusive tratando de separar los dedos. Ya debería sentir los quadriceps de las piernas plenamente activos. Ahora revisite la posición de los talones e intente llevarlos aún más adelante.

Sin descuidar la acción muscular lograda en las piernas, inhale expandiendo la caja torácica hacia arriba (como lo hizo en *tadasana*), y separando las costillas. Procure mantener la longitud del tronco cuando exhala (esto hará que la respiración sea tenue).

Una vez alcanzada la pose, la sensación debería ser como que nos están halando por los talones y la coronilla, con la cadera en el medio manteniendo el sistema en equilibrio. Mantenga la pose tanto como pueda mantener la acción muscular, buscando llegar a un minuto.

Paschimottanasana
(flexión hacia adelante)

Paschimottanasana promueve la flexibilidad en el plano dorsal del cuerpo, desde los talones a la cervical, a la vez que motiva flexión de cadera. También mejora la digestión, combate la constipación, y estimula los riñones, el hígado, la vesícula y el páncreas.

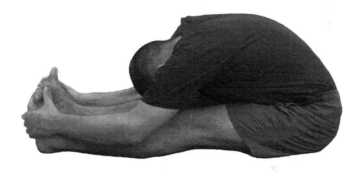

Colóquese en *dandasana*, e inhale mientras levanta los brazos, tratando de alargar el tronco. Exhalando, empuje el tronco hacia adelante tratando de agarrarse los pies, tobillos o pantorrillas. Si no logra asirse a ninguna parte de su cuerpo, puede ayudarse con un cinturón de tela o de algún tejido que no le lastime. Use este cinturón para acercar las manos a los pies. Nunca rebote, mantenga la pose sin moverse.

Mantenga los fémures clavados en los isquiotibiales y paralelos , así como las rodillas mirando hacia arriba (para esto podría necesitar rotar los fémures hacia adentro). Para verificar esto, asegúrese que las plantas de los pies estén paralelas y verticales.

Paschimottanasana no es recomendable para mujeres embarazadas

Mantenga los hombros en su sitio, e intente alargar su torso, evitando jorobarse. Si esto ocurre, neutralice esta situación sacando el pecho y levantando el mentón.

Relaje los músculos de la espalda, especialmente los de la zona lumbar, e intente respirar por el área de los riñones. Si siente molestia por excesiva presión en el abdomen, empiece desde el principio tratando de mantener el abdomen adentro. Mantenga la pose tanto como le sea cómodo (1-2 minutos), y luego descanse en *dandasana* o *savasana*.

Bhujangasana
(cobra)

Esta pose trae grandes beneficios a la flexibilidad y tonicidad muscular de la espalda, a la vez que aumenta la irrigación sanguínea a las glándulas adrenales y a otros órganos vecinos, como el hígado. Gracias a la presión aplicada en la zona abdominal, la práctica regular de esta *asana* puede resolver problemas como constipación, gases y ciclos menstruales irregulares.

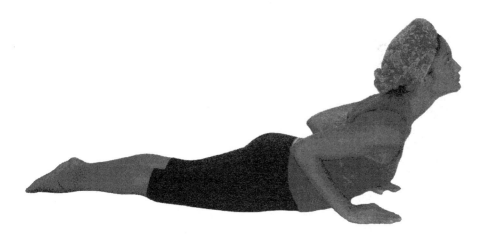

Acuéstese boca abajo apoyando las manos en el piso, cerca del extremo inferior de la caja torácica (un punto de referencia puede ser tocarse las últimas costillas fijas con los pulgares), con los dedos hacia adelante. Los dedos de los pies, por su parte, deben estar apuntando hacia atrás, con los empeines tan estirados como sea posible y los fémures paralelos. Si puede, trate de juntar las piernas y los talones. Inhalando, levante primero la frente, luego la barbilla, los hombros y el tórax, tratando de mirar al techo detrás de la cabeza. Concéntrese en que el esfuerzo provenga de los músculos de la espalda y no de los brazos. Para esto, no debería sentir que sus manos están dejando una impresión muy profunda en la colchoneta (*mat*).

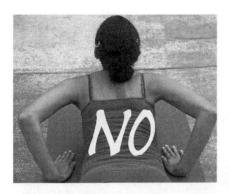

Durante esta pose, los codos tienden a salirse hacia afuera, alejándose del cuerpo, por lo que es recomendable halarlos hacia el cuerpo para neutralizar esta tendencia. Preste atención a mantener los brazos paralelos y los codos pegados al cuerpo.

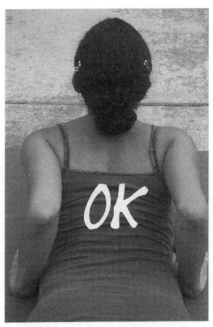

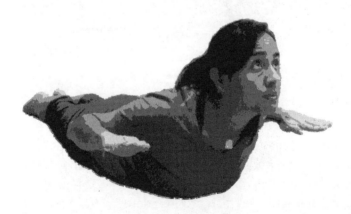

Tip. Para una mayor tonificación de los músculos de la espalda, intente hacer la cobra sin apoyar las manos.

A pesar de que es deseable elevar el tronco hasta la vertical, no haga de esto la meta de la pose. La verdadera meta es que los músculos de la espalda sean los responsables de la elevación del tronco, y que no sean los brazos (triceps) los que hagan el trabajo. La verticalidad del tronco dependerá de la elasticidad de su columna y de la tonicidad de los músculos de la espalda.

Si se le dificulta la cobra, puede sustituirla por la siguiente progresión: acuéstese boca abajo entrelazando sus dedos por detrás de la espalda (si no logra agarrarse las manos, use una toalla o revista enrollada como conector). Estire sus brazos hacia arriba y hacia atrás, separándolos del cuerpo, y procurando que los brazos levanten sus hombros y abran el pecho, elevando el tronco del piso.

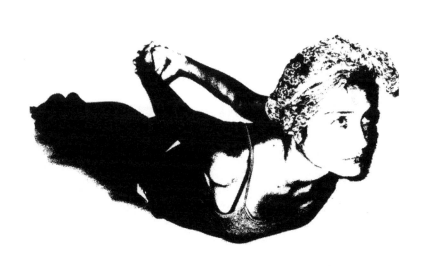

Dhanurasana
(el arco)

La práctica de *dhanurasana* expande los pectorales mayores y menores, a la vez que fortalece isquiotibiales y glúteos. Al expandir el pecho, esta pose ayuda a las personas que sufren de asma y otros problemas respiratorios. *Dhanurasana* fortalece la concentración y la determinación, suministra vigor y vitalidad, y tonifica los meridianos de los pulmones, intestinos y vejiga.

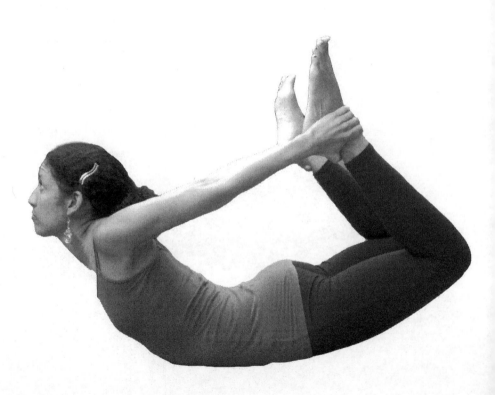

Esta *asana* extiende la columna vertebral, a la vez que estira los ligamentos de la cadera y los pectorales, siendo especialmente útil para contrarrestar los efectos de pasar mucho tiempo sentado. A pesar de traer enormes beneficios para la flexibilidad de la columna, cualquier persona con un serio problema en esta zona (hernias discales, discos movidos) debería consultar con un especialista antes de intentar esta pose.

Antes de ejecutar esta pose es conveniente acostarse boca abajo y tratar de pegar los talones de los glúteos, de manera que las articulaciones y quadriceps se preparen para el trabajo. Cuando se sienta listo, agárrese los tobillos por fuera e inhalando, levante el pecho y los muslos del piso.

Procure que sean los glúteos los que levantan los muslos y no sus brazos, cuya función es la de estabilizar. Levante los muslos tratando de elevar las rodillas, y procure arquear su columna sin que le sea incómodo. Recuerde escuchar a su cuerpo e ir construyendo la flexibilidad de su columna poco a poco.

Una vez estable, respire hondo aunque su respiración sea leve, a causa de la presión en el área abdominal. Haga un esfuerzo y respire tratando de forzar aire en el extendido pecho. Mantenga la pose tanto como sienta que la acción muscular es la que lo mantiene en la pose, y no una mera organización estructural.

Phalakasana
(plancha)

Esta *asana* es especialmente valiosa para aumentar la estabilidad y tono muscular de hombros y cadera. Personas con lesiones de hombros, rodillas, tobillos, codos, cadera o muñecas deben ser cautos al ejecutar esta pose.

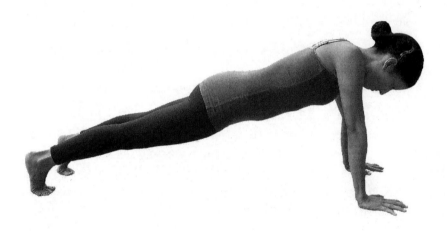

Comience apoyado sobre las rodillas, metatarsos y manos, con las manos directamente debajo de los hombros. Asegúrese de que los dedos estén bien separados, para una mayor superficie de apoyo, y que los dedos medios estén paralelos. Estire las piernas, quedando apoyado sobre las pelotas de los pies (metatarsos) y las manos.

La acción simultánea de rotar los fémures hacia adentro, a la vez que los talones luchan por permanecer juntos, una vez más, ayuda a mantener las piernas paralelas, a la vez que estabiliza los tobillos. Trate la cabeza como una extensión de la columna vertebral, por lo que no debe ni levantarla demasiado, ni dejarla caer (zona cervical neutra). Estire las piernas desde la pelvis hacia los talones (alejando los talones de la pelvis), y la columna desde el sacro hasta la coronilla, buscando que el cuerpo forme una línea recta desde los talones hasta la coronilla. Respire tranquilamente y trabaje en el tiempo que pueda mantenerse, hasta llegar a uno, dos o más minutos.

Adho mukha svanasana
(perro boca abajo)

Esta pose aporta grandes beneficios al estirar toda la parte trasera del cuerpo, especialmente la espalda, pantorillas e isquio-tibiales. También estira los hombros, y ayuda a abrir los pectorales y las escápulas. Esta pose es recomendable para personas que sufran de hipertensión, pie plano, fascitis plantar o rigidez en las pantorillas. También es excelente como mantenimiento para personas que practiquen algún deporte, como correr, nadar, tenis, ya que previene dolores en las pantorillas. Esta pose no es recomendable para personas con diarrea, dolor de cabeza, sensibilidad en la muñecas o mujeres en la última etapa de embarazo.

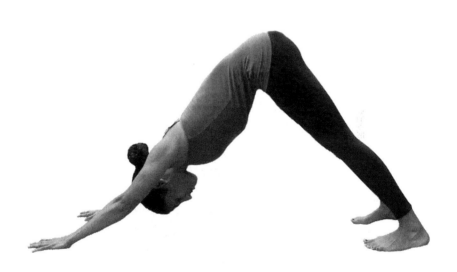

Comience igual que en la pose anterior, de rodillas y con las manos apoyadas debajo de los hombros. Como si lo estuvieran levantando por la pelvis, estire las piernas empujando los fémures hacia atrás. Empuje los hombros hacia adelante como estirando las axilas y saque el pecho, a la vez que empuja las escápulas hacia adentro. En la medida de lo posible, procure alinear el tronco y los brazos, tratando de formar una "V" invertida, y deje caer la cabeza, llevando la barbilla al esternón.

Finalmente, empuje los talones hacia abajo tratando de que éstos permanezcan en contacto con el piso. La posibilidad de lograrlo estará limitada por la elasticidad de sus isquio-tibiales y pantorrillas, así que sea paciente con su cuerpo. Respire normalmente y disfrute de la pose, manteniendo la pelvis hacia arriba y las escápulas hacia adentro. Para reducir el estrés en las muñecas, presione el piso con los dedos índice de las manos.

Es común que esta pose sea particularmente difícil para muchas personas. De ser así, puede intentar la siguiente progresión: apoye las manos en una mesa, de tal manera que el tronco quede paralelo a la mesa, las piernas queden rectas (empuje los muslos hacia atrás), y la cabeza caiga más abajo que los brazos.

Sarvangasana
(pose sobre los hombros)

La práctica de *sarvangasana* mantiene al practicante en un estado de permanente juventud, a la vez que cura la dispepsia, constipación, várices y desórdenes intestinales. Además, *sarvangasana* irriga de sangre los nervios de la columna vertebral, manteniéndola joven y elástica. Esta *asana* es especialmente importante por su estimulación al sistema endocrino.

Durante esta pose puede sentir que la barbilla está clavada en la tráquea. De hecho lo está, y más concretamente cerca de la tiroides y paratiroides. Precisamente este es uno de los beneficios de esta pose, ya que la barbilla masajea y promueve la irrigación sanguínea de la glándula tiroides, estimulando así el metabolismo, y por lo tanto el funcionamiento del cuerpo como un todo.

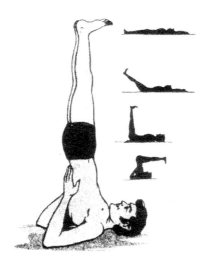

Contraindicaciones. *Sarvangasana* está contraindicada para personas con hipertensión o con problemas en la cervical. Asimismo, si ha sido sometido a cirugía de los hombros o la cervical consulte a su médico antes de intentarla. No practicarla durante la menstruación.

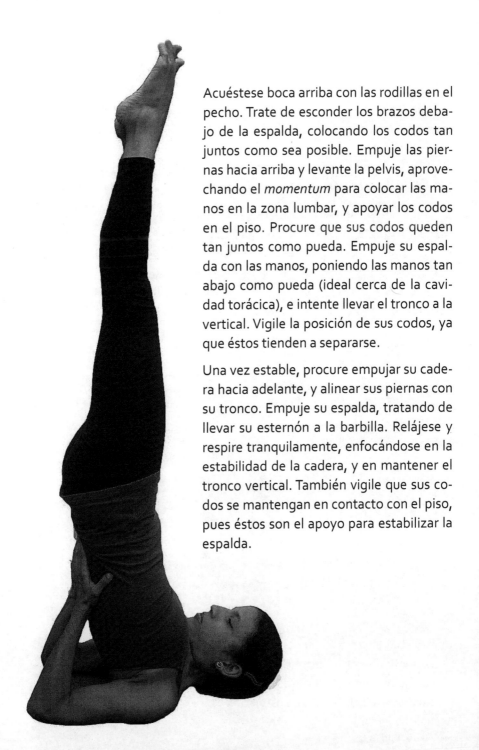

Acuéstese boca arriba con las rodillas en el pecho. Trate de esconder los brazos debajo de la espalda, colocando los codos tan juntos como sea posible. Empuje las piernas hacia arriba y levante la pelvis, aprovechando el *momentum* para colocar las manos en la zona lumbar, y apoyar los codos en el piso. Procure que sus codos queden tan juntos como pueda. Empuje su espalda con las manos, poniendo las manos tan abajo como pueda (ideal cerca de la cavidad torácica), e intente llevar el tronco a la vertical. Vigile la posición de sus codos, ya que éstos tienden a separarse.

Una vez estable, procure empujar su cadera hacia adelante, y alinear sus piernas con su tronco. Empuje su espalda, tratando de llevar su esternón a la barbilla. Relájese y respire tranquilamente, enfocándose en la estabilidad de la cadera, y en mantener el tronco vertical. También vigile que sus codos se mantengan en contacto con el piso, pues éstos son el apoyo para estabilizar la espalda.

Es de especial importancia que el cuerpo esté alineado en esta pose. Si nos inclinamos mucho hacia un lado, o demasiado para atrás, podemos hiperestirar el cuello de un lado, lastimar un disco, o poner demasiado estrés en la cervical. Veamos cómo evitar que esto ocurra:

- **Alineación de la línea media.** Asegúrese de que la línea media de su cuerpo esté vertical. La línea media del cuerpo es la que divide al cuerpo en dos partes iguales, una izquierda y una derecha, y va desde la nariz al ombligo y el medio de las piernas.

- **Equilibrio entre la parte delantera y trasera del cuerpo.** El peso del cuerpo debería estar uniformemente distribuido entre los hombros y codos. Si los codos se levantan de la colchoneta, se está inclinando demasiado hacia adelante (frente del cuerpo). Por otro lado, si siente demasiado peso sobre las manos, sus piernas probablemente están caidas hacia atrás y no están llegando a la vertical.

- **Codos levantados de la colchoneta.** Si esto ocurre empuje su tronco hacia sus manos, de tal manera que su espalda descanse en sus manos, y trate de alinear sus piernas con el tronco. A veces también sucede que sus piernas están demasiado adelante, cerrando el ángulo entre sus piernas y el pecho. Una manera de detectar esto es cuando no logra ver la punta de sus pies, sino el resto de sus piernas, como las espinillas o rodillas. En este caso, empuje las piernas hacia atrás y la cadera hacia adelante, procurando alinear sus piernas con su tronco.

- **El caso contrario.** Si siente demasiado peso sobre sus manos o muñecas, su cuerpo no está alcanzando la vertical, y en su defecto, sus manos lo están sosteniendo para que no caiga. Empuje la cadera hacia adelante y arriba y trate de alinear su pelvis con sus hombros, para una espalda recta y vertical. Una vez que su espalda esté vertical, el llevar sus piernas a la vertical es un trabajo netamente organizativo.

Halasana
(el arado)

Esta es otra de las *asanas* que estira la parte dorsal del cuerpo, desde los talones hasta la base del cráneo, produciendo como resultado una vasta gama de beneficios. Además de estirar todos los musculos de la espalda, esta *asana* promueve la irrigación sanguínea de vértebras, ligamentos, y nervios espinales, tonificando el sistema simpático. Swami Sivananda la recomienda como un antídoto contra la osificación de las vértebras, la obesidad y el envejecimiento. Esta *asana* entona las glándulas tiroides, paratiroides y pituitaria, las cuales regulan el resto de las glándulas, por lo que mejora el funcionamiento de todo el sistema glandular. El metabolismo y el sistema inmune también son tonificados, al estimular la tiroides y el timo. Por si fuera poco, *halasana* tonifica y fortalece los músculos de la espalda, hombros, piernas y abdominales, y estimula el sistema digestivo, ayudando contra la constipación, a la vez que mejora el funcionamiento del páncreas, bazo, hígado y riñones.

Acuéstese boca arriba y trate de esconder los brazos debajo de la espalda (que queden los codos tan juntos como sea posible). Empuje las piernas hacia arriba y levante la pelvis, tratando de llevar las piernas detrás de la cabeza, pero sin levantar la cabeza y los hombros de su sitio. Aproveche el *momentum* para colocar las manos en la zona lumbar y empuje su espalda tratando de llevar el tronco a la vertical.

Apoye los codos en el piso, tratando de que queden tan juntos como sea posible, y ubique sus manos en la parte torácica de la espalda, cerca de las escápulas. Es común que algunas personas no consigan estirar las piernas hacia atrás y menos tocar el piso con los pies, no se sienta mal por esto. Para solventar la situación, coloque una silla, una torre de toallas o un par de cojines que le sirvan para apoyar los pies. Colóquelas de tal manera que quede con las piernas estiradas.

Una vez alcanzada la pose, relaje los músculos de la zona lumbar, e intente sentir como su respiración ocurre en la zona de los riñones. Si su abdomen le crea dificultad para respirar, hálelo hacia adentro. Las primeras veces aparecerá una sensación de claustrofobia o ansiedad motivada por la dificultad para respirar. Esto suele suceder al clavarse la barbilla en la zona de la tráquea, ocasionando dificultad para tragar. No se preocupe, si se relaja se dará cuenta de que sí puede respirar, aunque no tan profundo. De hecho, esta sensación de presión en la tráquea proporciona uno de los beneficios principales de la *asana*, la cual viene dada por una estimulación e irrigación a la tiroides, la glándula que regula el metabolismo. Controle el pánico si aparece y relájese tratando de respirar calmadamente.

Durante esta pose, la zona cervical debe descansar en el piso sin generar estrés. Si siente molestia en la zona cervical (suele ocurrir cerca de la C7), coloque un par de mantas o toallas debajo de los hombros de tal manera que eleven los hombros por encima de la cabeza. Al hacer esto, la cabeza y parte de la cervical quedan fuera de las mantas, colgando un poco más abajo. La idea es que el peso del cuerpo no recaiga sobre el área cervical sino sobre los hombros; ajuste la altura de las mantas buscando el máximo confort.

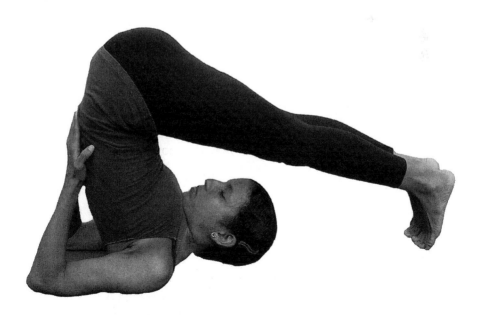

Matsyasana
(el pez)

Esta *asana* trae elasticidad y descanso a los músculos del cuello (esterno-cleidomastoideos) por lo que es otra *asana* obligatoria para las personas que pasan muchas horas sentadas frente a la computadora. Es conveniente hacerla después de hacer *sarvangasana* o *halasana*, como contra-postura. Al estirar los músculos del cuello, se tonifican la tiroides, la glándula pineal y las adrenales. También se benefician los riñones, intestinos, el sistema nervioso y la postura. *Matsyasana* puede mejorar a pacientes de asma, constipación, jaquecas, fatiga y dolores menstruales.

Contraindicaciones. Daño severo en el cuello o la cervical, presión arterial muy
   baja o muy alta.

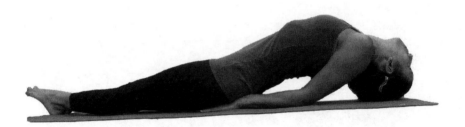

Acuéstese boca arriba con las palmas de las manos hacia abajo y los brazos estirados al lado del cuerpo. Esconda las manos debajo de los muslos, tratando de mantener los brazos estirados y llevar las manos tan lejos como pueda. El mantener los codos cerca le ayudará a conseguir un buen apoyo y a abrir el pecho.

Inhalando, levante el esternón y el torso, desplazando el peso de los brazos a los antebrazos y codos. La cabeza debe descansar hacia atrás, tocando el piso levemente. Debería sentir una sensación de ingravidez en la cabeza, como si flotara muy cerca del piso. Respire relajadamente aflojando la zona abdominal y relajando el cuello.

Jathara parivartanasana
(torción espinal)

Esta es otra pose obligatoria para aquellas personas que pasan mucho tiempo sentadas. Además de traer flexibilidad y elasticidad a la columna vertebral, relaja la zona lumbar y la cadera. Por otra parte, al masajear el estómago y la cavidad abdominal, trae beneficios a la digestión y puede estimular el movimiento peristáltico.

Contraindicaciones. Lesiones severas de la espalda, columna (hernias), o cadera.

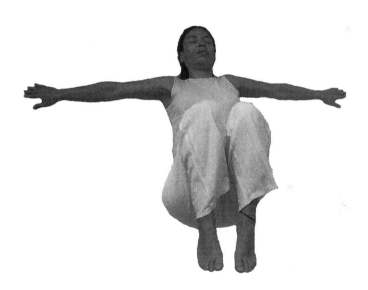

Acuéstese boca arriba con las piernas juntas y los brazos extendidos a los lados, haciendo una T. Recoja las piernas al pecho, llevando los pies tan cerca como pueda a los glúteos. Respire un par de veces y exhalando deje caer ambas piernas a un lado, digamos a la izquierda, de tal manera que la rodilla derecha descanse sobre la rodilla izquierda. Los hombros y las escápulas deben permanecer en contacto con el piso. Acerque las rodillas al pecho tanto como le resulte cómodo.

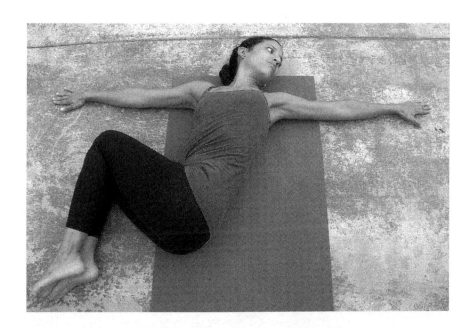

Relaje la zona lumbar y la cadera, permitiendo que las rodillas descansen en el piso. Si su rodilla inferior no llega al piso, coloque un libro o cojín bajo la rodilla, que le permita descansar la cadera en esa posición. También puede halarla hacia el piso con la mano de ese lado. Respire tranquilamente un par de minutos en la pose y luego regrese las rodillas al frente, respire un par de veces y exhalando, déjelas caer hacia el otro lado.

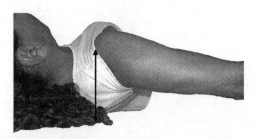

Tip. Es común que al tratar de llevar la rodilla al piso, levantemos la escápula del mismo lado. Para contrarrestar esta situación, empuje esa mano hacia abajo, pegándola al piso, con una fuerza que sale desde el hombro.

Ardha matsyendrasana
(media torción espinal)

Esta pose agudiza la torción espinal buscada en la pose anterior.

Precaución. Personas con problemas en la columna o cadera deben proceder con cautela. Interrumpa en presencia de dolor.

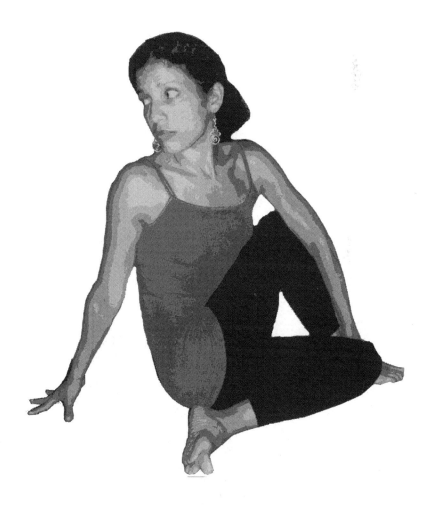

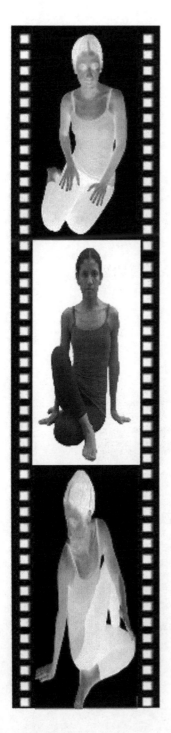

Siéntese sobre los talones y déjese caer a la izquierda, descansando su cuerpo en la parte externa de su muslo izquierdo.

Apoye su pie derecho hacia la parte externa (a la izquierda) de este muslo, tratando de acercarlo a la pelvis tanto como le sea posible. Si el pie no le llega hasta la parte externa del muslo, desplace el pie hacia adelante y ubíquelo delante de la rodilla izquierda, buscando que quede al lado izquierdo de la rodilla.

Enderece la espalda y apoye su mano derecha en el suelo, detrás de la pelvis.

Hale la barriga hacia adentro y tuerza su columna tratando de llevar el lado izquierdo del abdomen hacia el muslo derecho. Aumente la torción, empujando la parte externa de la rodilla derecha con el codo izquierdo, y volteando por encima del hombro derecho. También puede agarrarse el tobillo derecho para una mayor estabilidad.

Abra el pecho aún más, e intente elongar su columna con la ayuda de la inhalación. Permanezca en la pose, respirando con profundidad, y cambie de lado.

Sirsasana
(parada de cabeza)

Cuando inicialmente concebí este libro, mi intención era no incluir *sirsasana*. El problema es que para practicarla se requiere de una cierta condición física, y al estar este libro orientado a principiantes, resulta imposible para mí saber la condición física del lector. Mi experiencia ha sido que toma cerca de un año prepararse para *sirsasana* (desde cero), por lo que debo recalcar que *no tome esta pose a la ligera*. Intentar ejecutarla sin estar debidamente preparado, puede causarle una *lesión grave*, e incluso la muerte, así que por favor siga las recomendaciones al pie de la letra y sea prudente.

Según swami Sivananda, las tres poses más importantes son: *paschimottanasana*, *sarvangasana* y *sirsasana*. Como comprenderán, no podía dejar por fuera una pose que Sivananda considera tan importante. De todas maneras, si siente que necesita ayuda para realizarla, consulte con un instructor de yoga calificado. Si decide intentarlo por su cuenta, puede pedir ayuda a alguien para que le sostenga las piernas en la vertical, o si no, utilice la pared como apoyo.

Si decide no apoyarse de la pared, prevea que eventualmente se va a caer, por lo que es conveniente retirar obstáculos de enfrente, para que pueda rodar libremente.

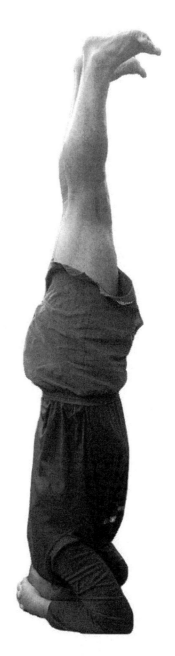

Es importante que los hombros siempre provean apoyo para el área cervical (sus brazos deben proveer cerca del 80% del apoyo). Si siente demasiada presión en la cabeza o el cuello, haga más trabajo de hombros antes de intentar *sirsasana*.

Un buen indicador de que está listo para *sirsasana* es el poder realizar:

- *Urdhva hastasana*   1 minuto
- *Adho mukha svanasana*   2 minutos
- *Bhujangasana*   1 minuto
- *Phalakasana*   1 minuto
- *Sarvangasana*   2 minutos
- *Matsyasana*   1 minuto

Además de tonificar triceps y los músculos de la espalda y abdomen, *sirsasana* es clave para lograr estabilidad de hombros y cadera. Esta pose trae un descanso al sistema circulatorio y al corazón, ya que la gravedad ayuda a que la sangre regrese de las venas al corazón. Al invertir el cuerpo, el cerebro, la médula espinal, y el sistema simpático reciben una abundante irrigación sanguínea, mejorando el funcionamiento de todo el cuerpo.

Sirsasana también es excelente para combatir las várices, los cólicos renales y la constipación, además de estimular la pituitaria y la glándula pineal. A un nivel más sutil, *sirsasana* estimula la concentración y la memoria, y calma la mente. No en balde se le conoce como la "reina de las *asanas*".

Apóyese en los antebrazos y las rodillas, con los muslos verticales y los codos debajo de los hombros. Entrelace los dedos formando una bóveda.

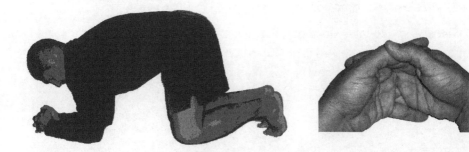

Levante las rodillas hasta estirar las piernas completamente. Apoye la coronilla en el piso y arrope la parte de atrás de la cabeza con la bóveda de las manos. Manteniendo los codos tan juntos como pueda, eleve la pelvis y arrastre los pies hacia usted, buscando llevar su tronco a la vertical.

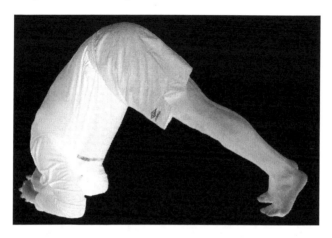

Aproveche el apoyo de los codos para enderezar la espalda. Como preparación para poses invertidas, puede permanecer en esta posición hasta que se acostumbre a ver el mundo al revés. Una vez su tronco esté vertical, empuje con los codos hacia abajo y levante los pies del piso, flexionando sus rodillas. Acérquelas al pecho, tratando de no perder la verticalidad del tronco.

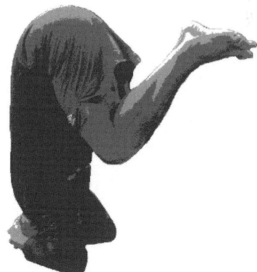

Tip. Para lograr estabilidad en la cadera: en esta posición, alterne entre acercar y alejar las rodillas del pecho, subiendo los muslos a la vertical.

Empuje sus codos hacia abajo, y dirija su atención a los hombros, note que estén activamente estabilizando el tronco. Si ha logrado estabilizar la pelvis (la pelvis y los hombros son responsables por la estabilidad y verticalidad del sistema), estire las piernas buscando estirar toda la parte trasera del cuerpo, desde los talones hasta la nuca. Empuje la cadera hacia adelante, buscando alinear las piernas con el tronco. Para bajar, flexione las rodillas y baje las piernas con suavidad. Trabaje su resistencia hasta que pueda mantener la pose de uno a cinco minutos.

Savasana
(la pose del cadáver)

Acuéstese boca arriba con las piernas ligeramente separadas y los brazos extendidos a los lados del cuerpo, con las palmas hacia arriba. Relaje todo su cuerpo tratando de eliminar cualquier tensión. Si siente que está tenso, contraiga y relaje los músculos de su cuerpo un par de veces.

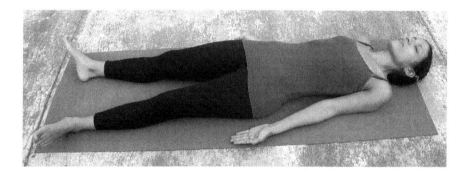

Ríndase a la gravedad y aisle su mente del exterior, enfocándose en acompañar el aire que entra y sale de sus pulmones. Para estimular la relajación puede propiciar un ambiente *sáttvico*, con incienso y música que llame a la tranquilidad. Entréguese a la pose y relájese.

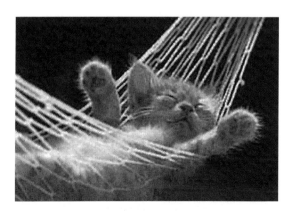

Sukhasana
(la pose cómoda)

Esta es la pose sentada más elemental, y la más comunmente usada para meditar. Asimismo, esta pose muestra los lineamientos básicos para una postura sentada correcta. A pesar de parecer una posición de descanso, durante esta *asana* los músculos del abdomen y de la espalda están trabajando activamente para estabilizar el tronco en la vertical. Uno de los objetivos del *Hatha yoga* es preparar el sistema músculo-esquelético del practicante para que pueda permanecer en esta pose a voluntad. Toda persona que pase más de una hora sentado en el día debería tratar de permanecer en *sukhasana* al menos por treinta minutos. Una vez se sienta cómodo en ella, podrá sentarse sin deformar su espalda con el respaldar de su silla de oficina, carro, sofá, etc.

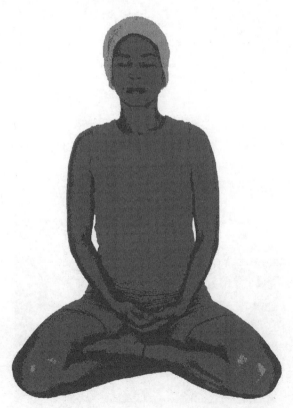

Siéntese en el piso. Acerque un talón a la ingle y trate de acostar el lado externo de esa pierna. Intente montar el otro talón sobre esa pierna, acercándolo a la pelvis en la medida de su comodidad. Si no puede, colóquelo en el piso, delante de la otra pierna, y acerque la pierna hasta traer el talón por debajo de la otra pierna.

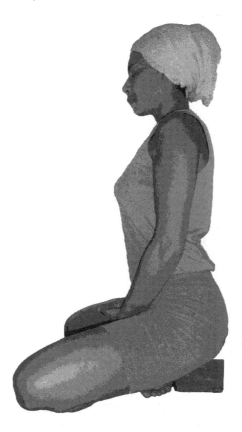

Lo importante de esta pose es que la espalda esté en línea recta con el cuello y la cabeza.

Algunas personas, por no estar acostumbradas a sentarse de manera autónoma (sin respaldar), tienden a formar joroba. Para contrarrestar esto, saque levemente el pecho.

Si encuentra dificultad para lograr una columna vertebral neutra, siéntese en un cojín o bloque que eleve la pelvis más alto que las rodillas.

Balasana
(la pose del niño)

Siéntese sobre sus talones y deje caer su tronco hacia adelante, dejando descansar su abdomen en los muslos. Dependiendo de sus dimensiones corporales, puede o no llegar a apoyar la cabeza en el piso. Si no llega la cabeza al piso, coloque un cojín o bloque que le permita descansar la cabeza (si no tiene nada a la mano, puede usar sus puños).

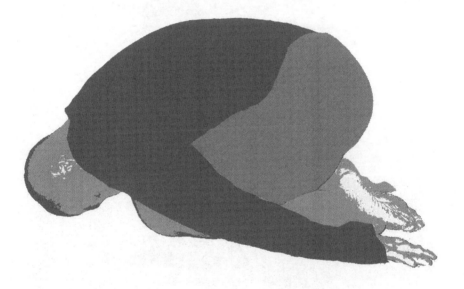

Deje descansar sus brazos hacia atrás, con las palmas de las manos hacia arriba. Su espalda debería adoptar la forma de un escarabajo. Relájese y respire calmadamente, observando cómo la respiración ocurre en el área de los riñones.

Surya namaskar
(saludo al Sol)

Puede decirse que *surya namaskar* es yoga en formato aerobics. Además de los beneficios obtenidos por la realización de las *asanas* de que consta el saludo al Sol, esta secuencia proporciona el beneficio de promover la circulación de *prana*, así como de estimular la circulación y la respiración. Para optar a este beneficio, debe seguirse el patrón respiratorio que se indica al pie de la letra (el cual resalto intencionalmente).

Las escrituras recomiendan una serie de doce *surya namaskar* al levantarse, como fórmula para un cuerpo saludable. Al principio, puede comenzar haciendo tres series e ir aumentando hasta alcanzar seis, nueve o doce.

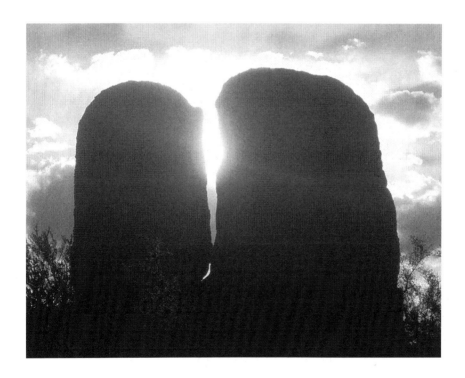

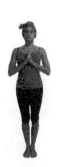
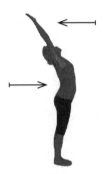
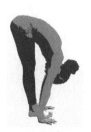

1. Comience en *tadasana* con las manos en oración. Inhale profundamente y exhale.

2. Inhalando, alce los brazos hacia arriba y hacia atrás a la vez que arquea la columna y empuja la cadera hacia adelante.

3. Exhalando, dóblese hacia adelante llevando las manos al piso (los 20 dedos alineados), a *uttanasana*. Puede doblar las rodillas en la medida que lo necesite.

4. Inhalando, empuje la pierna derecha hacia atrás tratando de llevarla lo más lejos posible, a la vez que flexiona la pierna izquierda, dejando la rodilla izquierda encima del talón. Apoye la rodilla derecha en el piso y dirija la mirada al techo, manteniendo las manos en su sitio.

5. Pase a *phalakasana* (plancha) reteniendo la respiración un par de segundos.

6. Exhalando, baje la barbilla, el pecho y las rodillas al piso, dejando la pelvis arriba.

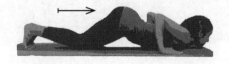

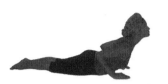 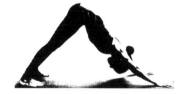

7. Inhalando, pase a *bhujangasana* (cobra).

8. Exhalando, pase a *adho mukha svanasana* (perro boca abajo).

9. Inhalando, lleve la pierna izquierda adelante, alineándola con las manos (igual al paso 4) y baje la rodilla derecha al piso, mirando al techo.

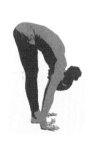

10. Exhalando, lleve la pierna derecha junto a la izquierda y enderece las piernas, tratando de no levantar las manos del piso (si no, ni modo).

11. Inhalando, suba los brazos por encima de la cabeza arqueando la columna hacia adelante.

12. Exhalando, lleve las manos a posición de oración y la columna a su posición neutra.

Repita la secuencia cambiando de pierna en los pasos 4 y 9, para completar una serie.

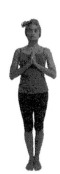

Inicialmente, mientras no haya logrado las poses de que consta el saludo al Sol, puede ir preparándose llegando sólo hasta el paso 4, cambiando de pierna cada vez. Esta secuencia (1-2-3-4-3-2-1) también puede ser usada como ejercicio de calentamiento antes de su práctica, de 3 a 5 minutos.

Pranayama

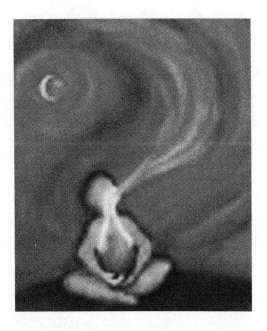

Pranayama es el conocimiento y el control del *prana*, a través del control de la respiración. El *prana* es el principio universal de la energía; todas las fuerzas del universo son una manifestación del *prana*.

Parafraseando a swami Vivekananda: "Descendiendo desde el pensamiento hasta la más inferior de las fuerzas, todo es sólo la manifestación del *prana*".

El *pranayama* permite al yogui almacenar gran cantidad de *prana*, como si fuera una batería. A través del *pranayama*, se desarrolla la conciencia y el control de la respiración, que como dijimos anteriormente, conduce al control de la mente. Los siguientes ejercicios lo iniciarán en la práctica de *pranayama*, a la vez que lo motivarán a desarrollar conciencia de su respiración.

Respiración abdominal o diafragmática

La respiración abdominal maximiza la cantidad de aire que entra a los pulmones, mediante la activación del diafragma. Esta respiración puede hacerse sentado, acostado o parado, pero para efectos de su explicación, utilizaremos *savasana* (ver *asanas* de descanso).

Acuéstese en *savasana* y fije su atención en el abdomen. Empuje su abdomen hacia afuera al inhalar, y hálelo hacia adentro al exhalar. Fije su atención en el movimiento del abdomen y en la entrada y salida de aire de los pulmones. Construya su resistencia hasta alcanzar cinco minutos.

Anuloma viloma (respiración alterna)

El sistema respiratorio está diseñado para recibir el aire una vez pasa por las fosas nasales, donde se filtran impurezas y se acondiciona a la temperatura corporal. Sin embargo, es común que entre más aire por una de las fosas nasales, e inclusive gente que siempre respira por la boca. La práctica de este ejercicio ayuda a contrarrestar esta condición, a la vez que equilibra la cantidad de oxígeno que llega a los hemisferios cerebrales.

Siéntese en *sukhasana* o cualquier pose sentada. Coloque su mano derecha en *vishnu mudra* (ver figura abajo) doblando los dedos medio e índice contra la palma. El pulgar se usa para cerrar la fosa nasal derecha y el anular y el meñique para tapar la fosa izquierda.

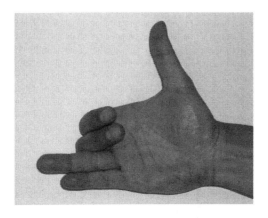

Tape la fosa nasal derecha (con el pulgar) e inhale por la izquierda. Luego de inhalar, tape la fosa izquierda y destape la derecha, para exhalar por la fosa derecha. Trate de prolongar la exhalación hasta tardar en exhalar el doble de tiempo* que inhaló.

Para completar una serie, inhale por la fosa derecha, y exhale por la izquierda. Repita el ciclo construyendo su resistencia hasta llegar a 5-10 minutos. Si desea agregar un grado de dificultad, antes de exhalar tape ambas fosas y aguante la respiración por tanto como le resulte cómodo.

La práctica diaria de este ejercicio por diez minutos o más, conduce a toda una gama de beneficios:

- Restaura y balancea el flujo de *prana*.

- Calma la mente, estimula la concentración y reduce el stress y la angustia.

- Combate dolores de cabeza, migrañas, sinusitis.

- Sustituye pensamientos negativos por positivos.

- Limpia los *nadis* (canales a través de los que fluye el *prana*).

---

* Puede utilizar como unidad de tiempo el segundo. Otra opción es repetir mentalmente la palabra *Om* como unidad de tiempo. Las escrituras recomiendan el *Om* como una vía para colocar nuestra mente en la frecuencia de la Divinidad.

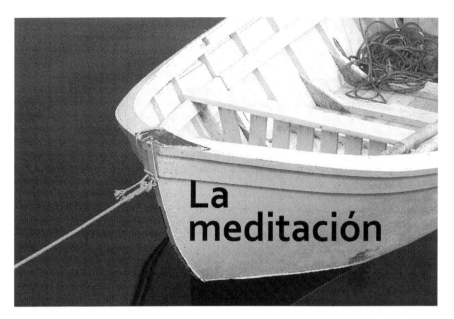

La meditación

"La meditación es el único camino para alcanzar la libertad. La meditación es una escalera misteriosa que lleva de la tierra al cielo, del error a la verdad, de la oscuridad a la luz, del dolor a la dicha, de la inquietud a la paz permanente, de la ignorancia al conocimiento. De la mortalidad a la inmortalidad."

Swami Sivananda

Si vemos el camino hacia la realización como un viaje, la meditación sería el equivalente a entrar finalmente en la autopista, después de andar por mucho tiempo por caminos de tierra. La meditación constituye la herramienta que nos lleva a nuestro objetivo final en el yoga, la conquista de la mente.

Una vez conquistada la mente, entramos en sintonía con el espíritu universal, el origen y fin de nuestra existencia. El control de la mente nos permite entrar en sintonía con nuestro *Atman*, el cual podría definirse como una instancia* de *Brahman* (el Absoluto o el espiritu Universal) que todos llevamos dentro.

---

* Decidí tomar prestada esta terminología de *Programación Orientada a Objetos* (OOP en inglés). En OOP los objetos son instancias de una clase, la cual puede ser vista como una generalización del objeto. Bajo este paradigma, el alma del ser humano viene a ser una copia o clon, basado en la clase original, que es Dios.

Según la filosofía vedanta, la mente (*ego*) constituye un velo que nos impide descubrir nuestro *Atman*, esa chispa de Divinidad que todos llevamos dentro. Reza el *Bhagavad Gita*:

*Cuando a través de la práctica del yoga
la mente cesa sus movimientos incansables,
y se detiene, el aspirante descubre el Atman.*

Este conocimiento lo expresa así uno de los sutras de Patanjali:

yoga Chitta Vritti Nirodhaha

Que palabra a palabra se traduce como:

Unión con Dios, mente, movimiento, cesación

Lo cual se interpreta como:

la unión con Dios se consigue al detener los movimientos de la mente

Introducción
a la meditación

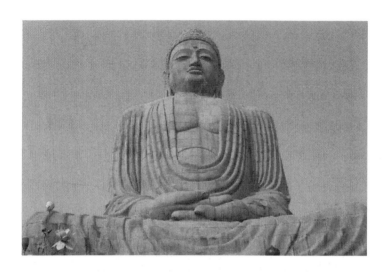

Meditar es desarrollar la capacidad de acallar la mente. La mente constantemente está conversando consigo misma reviviendo hechos del pasado, adecuándolos a un melodrama mejor, planeando un futuro virtual, o comparando escenarios que en su mayoría nunca llegaremos a ver. Una analogía que se usa comunmente para describir la mente es la de un cuerpo de agua. En la medida que ésta esté revuelta, nos será imposible distinguir el fondo, mientras que si el agua está tranquila y limpia, se hará cristalina y podremos distinguirlo. En las primeras etapas parecerá imposible hacer que la mente se calle. La regularidad y la constancia serán las que harán la diferencia para comenzar a ver progresos. A continuación algunos consejos:

- En lo posible, trate de meditar siempre a la misma hora, para promover la disciplina en la mente. Las mejores horas son de 4 a 6 AM o en el atardecer.

- Establezca un lugar para la meditación y si puede, restrinja su uso para algo diferente al trabajo espiritual. Incluya imágenes de cualquier deidad o santidad con la que se identifique, y ubíquese preferiblemente mirando al este o al norte.

- Relájese antes de meditar. Especialmente si viene de la calle, acuéstese en *savasana* por unos cinco minutos hasta lograr una relajación profunda. Para acelerar esta relajación, puede tensar y relajar el cuerpo varias veces por un par de segundos.

- Rece una oración o establezca una intención que lo ponga en conexión con su idea de Dios. Swami Vivekananda recomienda poner la intención de irradiar amor a todo el mundo, como una fórmula para entrar en sintonía con la conciencia divina.

- Siéntese en *sukhasana* o cualquier pose sentada de piernas cruzadas que le resulte cómoda. Si aún no puede sentarse de manera autónoma, puede usar una silla con el respaldar recto en el que los pies lleguen al piso. Su espalda debe estar erecta, el pecho abierto y la vista al frente. Su cabeza, cuello y espalda deben estar alineados.

- Deje que sus antebrazos descansen en sus muslos. Puede poner sus dedos en *gyan mudra*, o descansar el dorso de una mano en la palma de la otra, que mira hacia arriba.

Tip. Repetir un mantra le ayudará a mantener la mente ocupada, evitando que divague. Un buen punto de partida puede ser entonar *Om*, el mantra primario. Puede comenzar repitiendo el mantra en voz alta, pero lo más efectivo es hacerlo mentalmente. Prolongar el sonido de la "m" aporta beneficios adicionales al sistema endocrino. Sivananda afirma: "Meditar en el *Om* te revelará las leyes de los planos superiores y las leyes espirituales".

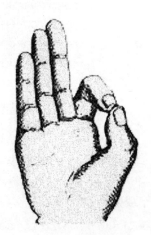

Gyan mudra

- Haga respiración yóguica o abdominal, o *anuloma viloma*, por 3-5 minutos para oxigenar el cerebro. Regrese a su respiración regular, y déjela que ocurra sin prestarle atención.

- Dirija la atención al entrecejo y llene su corazón de dicha.

- Comience a observar su mente tratando de hacerlo en tercera persona, como quien ve una película. No intente forzar la mente a que se tranquilice, déjela que se canse sola. No se esfuerce por desarrollar ninguna idea, la mente va a estar proponiendo temas de conversación incesantemente, hágase el indiferente y déjela que hable sola. Absórbase en el silencio interior.

- Una manera de llamar a la mente a tranquilizarse es visualizar una extensión de agua tranquila, como un lago, o una playa tranquila. Imagínese sumergido en la calma.

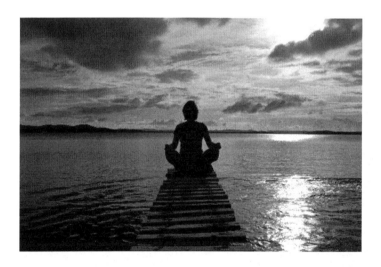

Comience a meditar por quince minutos y construya el hábito hasta llegar a treinta minutos o más. Lo deseable es llegar a meditar una hora.

Midiendo
nuestro progreso

A pesar de que esta sección tiene una motivación noble, entiendo que puede desvirtuar momentáneamente el objetivo final del yoga. Sin embargo, estoy seguro de que esta distorsión será algo temporal y que una vez haga del yoga un hábito, sólo será una herramienta del pasado. Pido disculpas adelantadas si he dejado volar demasiado mi espíritu científico.

Como mencionamos, una de las herramientas más poderosas para avanzar en el yoga es la disciplina de una práctica diaria. Esta sección le enseña cómo llevar una bitácora que refleje la evolución de su esfuerzo en el tiempo. Como usted ejercerá el rol de ser su propio instructor, esta herramienta le ofrece la posibilidad de una calificación cuantitativa y objetiva de su desempeño. El método consta de dos factores; el primero depende de la cantidad de tiempo que dedica a su práctica, y el segundo de la frecuencia. Su puntaje queda definido como el producto de estos dos factores. Usted acumula un punto por cada doce (12) minutos de práctica, cualquiera que ésta sea (asanas, pranayama, meditación). Al segundo factor lo llamo el *coeficiente de disciplina* (Qd), y es utilizado para premiar su constancia, o penalizar lo contrario. Para obtener el Qd, divida el número de días que practicó (al menos 12 m) en la semana por 7.

Ejemplo

Digamos que el lunes practicó *asanas* por quince minutos, luego el martes lo hizo por treinta minutos, y el jueves hizo cinco minutos de *pranayama* y diez minutos de *asanas*.

$t = 15 + 30 + 5 + 10 = 60$

$s = t/12 = 60/12 = 5$ (llamemos **s** al número de puntos de la semana)

Ahora incluyamos el factor Qd para llegar al resultado final:

$Qd = 3/7$ (3 días de práctica en la semana)

$S = s \times Qd = 5 \times (3/7) = 2.14$

Note que si hubiera practicado la misma cantidad de tiempo, pero distribuidos en un mayor número de días (digamos 5), habría obtenido un mayor puntaje (premiando su disciplina):

$S = 5 \times (5/7) = 3.6$ (practicando cada día 12 minutos exactos)

Como ve, el secreto para un máximo puntaje es mantener Qd tan cerca a uno (7/7) como pueda. Veamos ahora combinando distintas *sadhanas*: digamos que dedica 30 minutos a meditar todos los días, y además hace 5 minutos de *pranayama* y 25 minutos de *asanas*, 6 días por semana:

$S = [(30 \times 1) + (6/7) \times 6 * 30] /12 = 15.4$ (30 minutos todos los días y otros 30 minutos x 6 días)

Recuerde, la idea de llevar una bitácora es tener una herramienta para visualizar su progreso (desde el punto de vista de dedicación) en el tiempo. Sin embargo, recuerde no confundir la dinámica del puntaje con el verdadero objetivo de su práctica. Sus objetivos siguen siendo desarrollar la *introspección* y la *disciplina*. Pero mientras tanto, plantéese el reto de alcanzar ¡50 puntos!

Tip. Una manera de alcanzar 50 puntos es practicando 90 minutos todos los días). En los apéndices podrá encontrar un formato que le ayudará a llevar registro de su progreso.

La práctica diaria

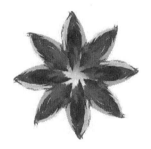

sadhana

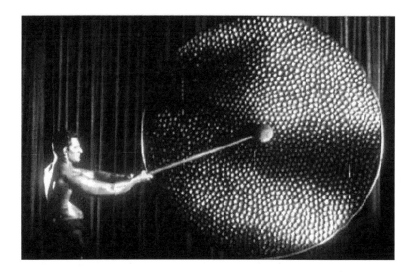

La clave para avanzar en el yoga es la disciplina. En la medida en que usted pueda hacer del yoga un hábito, podrá sentir que está caminando hacia un objetivo, que hay una luz al final del túnel. La idea de esta sección es proveer rutinas que puedan ser usadas como *Legos* para la construcción de su práctica diaria. Nadie mejor que usted conoce su rutina, sus hábitos, su horario, por lo que usted es el único capaz de ensamblar su práctica diaria.

Si nos remitimos a las escrituras de los maestros, deberíamos dedicar unas tres horas a nuestra práctica diaria. Desafortunadamente, la sociedad en que vivimos nos presenta una dinámica de vida que hace casi imposible destinar tanto tiempo para nosotros. Teniendo esto en cuenta, consideré útil aportar algunas rutinas basadas en paradigmas más flexibles, y ajustados a la sociedad actual (sin dejar de apreciar el valor de las sugerencias de los maestros, claro), ajustables a cualquier agenda.

Vale la pena mencionar que los tiempos sugeridos en esta sección son sólo un recurso para delimitar su *sadhana* a una duración determinada. Sin embargo, una vez que esté ensamblando su práctica, siéntase libre de ajustar los tiempos a su conveniencia. La idea es que use estas rutinas como *Legos*, para que construya su *sadhana* a su medida. Al familiarizarse con las diferentes rutinas, usted podrá elegir la que mejor se ajuste a su tiempo, o al objetivo que quiera lograr, bien sea activarse, relajarse, trabajar estabilidad, flexibilidad, etc. Una vez decida practicar una rutina, quédese con ella por varias semanas, y no la cambie hasta haberla repetido al menos doce veces. Además de ayudarlo a perfeccionarla, esto redundará en disciplinar su mente. Antes de realizar una rutina, dedique el tiempo necesario para familiarizarse con las poses que involucra. Trabaje cada pose aisladamente antes de abordar una rutina.

Además de las *asanas* aquí incluidas, es recomendable complementar su *sadhana* con series de 5 minutos de *pranayama*, y de 15 minutos de meditación. Aunque lo ideal sería un *sadhana* de al menos una hora, si su dinámica del día no se lo permite, comience con lo que pueda y esfuérzese en la constancia. A medida que avance, irá consiguiendo el tiempo.

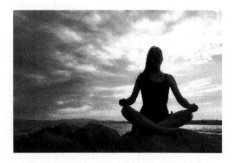

Meditar antes del amanecer estimula
la concentracion y aclara la mente.

Rutinas de 10 minutos

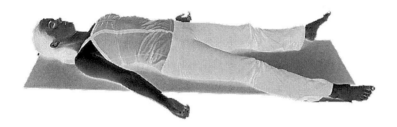

Antes de comenzar su práctica, siéntese en *sukhasana* o acuéstese en *savasana* un par de minutos procurando relajarse, a la vez que toma conciencia de su cuerpo y de su respiración. Al finalizar su práctica, cierre siempre con 5-10 minutos de *savasana*.

Aunque los tiempos son ajustables, al menos al principio procure acatar los tiempos al pie de la letra. Si un ejercicio debe hacerse por un minuto, es por un minuto. No importa que cumpla el minuto en varias parciales de veinte o treinta segundos, lo importante es que sume un minuto.

Nota. Puede sustituir cualquier pose que no haga todavía por *urdhva hastasana*.

Tip. Aunque aquí incluimos rutinas de diez-quince minutos, vale la pena resaltar que estudios médicos recomiendan practicar algún tipo de ejercicio por no menos de treinta minutos diarios (siendo una hora lo ideal), para optar a una vida saludable. Queda de su parte converger hacia esta cantidad de tiempo.

Rutina básica de calentamiento

1. Rotación de cabeza. Siéntese en *sukhasana* poniendo especial cuidado en tener la espalda erguida y el pecho abierto. Voltee hacia la izquierda y hacia la derecha, con movimientos lentos, tratando de voltear tan lejos como le sea posible, casi llegando a poder mirar hacia atrás. Una vez haya volteado unas cinco veces por lado, comience a rotar la cabeza muy lentamente, tratando de pasar por cuatro puntos, hacia el frente llevando la barbilla al esternón, a los lados llevando la oreja al hombro, y hacia atrás tratando de tocar la espalda con la parte trasera de la cabeza. Gire la cabeza un par de vueltas en sentido horario y luego cambie de sentido. (2 minutos)

2. Rotación de hombros. Coloque sus manos sobre sus hombros y comience a rotar los codos hacia adelante y hacia atrás. Cambiando de sentido cada dos revoluciones.   2 minutos

3. *Dandasana*.   1 minuto

4. *Paschimottanasana*.   1 minuto

5. Flexión y extensión de caderas. Póngase de pie con los pies paralelos, separados no más que el ancho de sus caderas. Ponga sus manos a la altura del cinturón, con los pulgares hacia atrás. Trancando la articulación de las rodillas (piernas rectas), comience a balancearse hacia adelante y hacia atrás, empujando la cadera. Trate de minimizar el desplazamiento de la cabeza, y en lo posible mantenga la vista fija en un punto. (1-2 minutos)

6. *Parsvottanasana*   10-15 segundos por lado, dos o tres series

Rutina para estimular la columna vertebral

Los maestros de *Hatha yoga* resaltan la importancia de combinar estiramientos de la columna vertebral hacia atrás con estiramientos hacia adelante. La siguiente secuencia cumple dicho objetivo a cabalidad:

1. *Cat-cow* sentado. Sentado en *sukhasana*, agárrese las espinillas y comience a alternar la concavidad de la columna vertebral. Inhale exagerando la curva de la columna hacia adelante (sacando el pecho), y exhale exagerando la curva de la columna hacia atrás (encorvando la espalda). Tanto la inhalación como la exhalación ocurren por la nariz.

Exhale con fuerza, de tal manera que escuche su exhalación. Construya su resistencia hasta llegar a un par de minutos. Si siente mareo, no se preocupe, posiblemente se ha hiperventilado un poco; de ser así, detenga el ejercicio y descanse en *savasana* o *sukhasana*. (2 minutos)

2.	*Balasana*	1 minuto
3.	*Phalakasana*	30 segundos
4.	*Bhujangasana*	30 segundos
5.	*Dhanurasana*	1 minuto
6.	*Adho mukha svanasana*	1 minuto
7.	*Phalakasana*	30 segundos
8.	*Balasana*	1 minuto
9.	*Ardha matsyendrasana*	1 minuto por lado

Rutina para energizar la columna

1.	En *tadasana*, rotación de cabeza	2 minutos
2.	Flexión y extensión de cadera	2 minutos
3.	3, 6, 9 ó 12 saludos al Sol	5-10 minutos
4.	*Parsvottanasana*	15-30 s por pierna
5.	*Bhujangasana*	1 minuto
6.	*Paschimottanasana*	1 minuto

7. *Jathara Parivartanasana*. 30 segundos a 1 minuto por lado. (torción espinal)

Tip. Inicialmente, mientras no haya logrado las poses de que consta el saludo al Sol, puede hacerlo llegando sólo hasta el paso 4, cambiando de pierna cada vez. Esta secuencia (1-2-3-4-3-2-1) también puede ser usada como calentamiento, por 3-5 minutos.

Rutina para estimular el metabolismo

1.	Rotación de cabeza	1 minuto
2.	Rotación de hombros	1 minuto
3.	*Cat-cow* sentado	2 minutos
4.	*Bhujangasana*	1 minuto
5.	*Phalakasana*	1 minuto
6.	*Adho mukha svanasana*	1 minuto
7.	*Balasana*	1 minuto
8.	*Paschimottanasana*	30 segundos

9. Elevación de piernas alternas. Acostado boca arriba, inhale y suba lentamente una pierna hasta la vertical, que quede perpendicular al piso. Si no llega a la vertical, no importa, lo importante es mantener la pierna completamente recta, sin flexionar la rodilla. Exhalando, baje lentamente la pierna al piso. Suba la otra pierna, y continúe alternándolas.   (1 minuto)

10. Elevación de piernas juntas. Similar al ejercicio anterior pero subiendo las dos piernas al mismo tiempo.   1 minuto

Rutina avanzada

1.	*Adho mukha svanasana*	1 minuto
2.	*Bhujangasana*	30 segundos
3.	*Dhanurasana*	30 segundos
4.	*Phalakasana*	1 minuto
5.	*Balasana*	1 minuto
6.	*Phalakasana*	1 minuto
7.	*Sarvangasana*	1 minuto
8.	*Halasana*	1 minuto
9.	*Matsyasana*	1 minuto
10.	*Ardha matsyendrasana*	1 minuto por lado

Rutina para promover la concentración

1. Siéntese en *sukhasana* o acuéstese en *savasana*, y haga respiración abdominal.   2 minutos

2. Sin mover la cabeza, mire a los lados, hacia arriba y hacia abajo, y en círculos.   2 minutos

3. *Tadasana*   1 minuto

4. *Urdhva hastasana*   1 minuto

5. *Parsvottanasana*   1 minuto por lado

6. *Virabhadrasana I*   1-2 minutos por lado

7. *Vrksasana*   2 minutos por lado

Rutina para estimular el flujo del prana

1. En *savasana*, haga respiración abdominal   2 minutos

2. En *sukhasana*, haga *anuloma viloma*   3 minutos

3. *Cat-cow* sentado   2 minutos

4. *Surya namaskar*   3-6 series

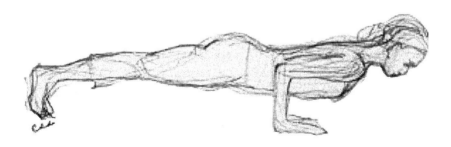

Rutinas de 15 minutos

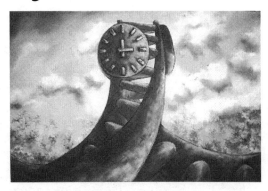

Rutina 1

Complemente cualquiera de las rutinas anteriores con 5 minutos de *surya namaskar*. Trabaje su ritmo tratando de incrementar el número de series que puede hacer en este tiempo, yendo de tres a seis o más series. Luego de esto, propóngase duplicar el número de series.

Tip. Puede sustituir cualquier pose que no haga todavía por *virabhadrasana*.

Rutina 2

1. *Virabhadrasana I*	2 minutos x lado
2. *Parsvakonasana*	30 segundos x lado
3. *Dandasana*	1 minuto
4. *Paschimottanasana*	1 minuto
5. Elevación de piernas alternas	1 minuto
6. Elevación de piernas juntas	1 minuto
7. *Sarvangasana*	1 minuto
8. *Halasana*	1 minuto
9. *Matsyasana*	1 minuto
10. *Balasana*	1 minuto
11. *Phalakasana*	1 minuto
12. *Adho mukha svanasana*	1 minuto

Rutina 3

1. Rotación de cabeza	1 minuto
2. Rotación de hombros	1 minuto
3. *Cat-cow* sentado	2 minutos
4. *Dandasana*	30 segundos
5. *Paschimottanasana*	30 segundos
6. *Bhujangasana*	30 segundos
7. *Dhanurasana*	30 segundos
8. *Balasana*	1 minuto
9. *Phalakasana*	1 minuto
10. *Adho mukha svanasana*	1 minuto
11. *Virabhadrasana I*	1 minuto x pierna
12. *Parsvakonasana*	30 segundos x lado
13. *Jathara parivartanasana*	1 minuto x lado
14. *Ardha matsyendrasana*	30 segundos x lado

Rutina avanzada

1. Caliente con cualquiera de las rutinas cortas	
2. *Sirsasana*	1-3 minutos
3. *Sarvangasana*	1-2 minutos
4. *Halasana*	1-2 minutos
5. *Matsyasana*	1-2 minutos
6. *Balasana*	2 minutos

Una hora

Ejercicio	Duración
Respiración abdominal	2 minutos
Anuloma viloma	3 minutos
Rotación de cabeza	1 minuto en cada sentido
Rotación de hombros	1 minuto
Cat-cow sentado	2 minutos
Saludo al Sol	5 minutos
Tadasana	1 minuto
Urdhva hastasana	1 minuto
Parsvottanasana	30 segundos cada pierna
Uttanasana	1 minuto
Dandasana	1 minuto
Paschimottanasana	1 minuto
Phalakasana	1 minuto
Perro boca abajo	2 minutos
Dhanurasana	1 minuto
Bhujangasana	1 minuto
Balasana	2 minutos
Savasana	2 minutos
Elevación piernas alternas	2 minutos
Elevación ambas piernas	1 minuto
Torción espinal	1 minuto x lado
Ardha matsyendrasana	1 minuto x lado
Virabhadrasana I	1 minuto x lado
Parsvakonasana	1 minuto x lado
Sirsasana	2 minutos
Sarvangasana	2 minutos
Halasana	2 minutos
Matsyasana	2 minutos
Savasana	7 minutos

Apoyo teórico

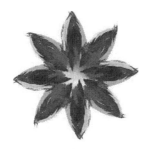

El yoga *vs* otras actividades físicas

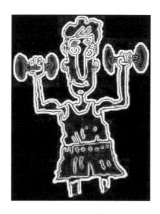

Con la difusión del yoga en el mundo occidental, erróneamente se le ha encuadrado como una disciplina deportiva similar al pilates, aerobics, etc. Sin embargo, como hemos dicho, el yoga es una disciplina que va mucho más allá del desarrollo muscular. Como veremos, el yoga es toda una filosofía de vida que intenta guiar al ser humano hacia el vivir una vida plena, considerando no solo su salud física, sino también la mental y la espiritual.

Una diferencia radical entre el yoga y otras disciplinas deportivas, es que éstas últimas normalmente hacen énfasis en el movimiento violento de los músculos. En contraste, el yoga evita esto, debido a la cantidad de ácido láctico que esto genera. Durante el ejercicio, a medida que aumenta la demanda de combustible, el hígado libera glicógeno. En el músculo, el glicógeno es transformado en ácido láctico, el cual puede ser usado como fuente de energía, o regresa al hígado para ser almacenado (de nuevo en forma de glicógeno). Como recurso de supervivencia, el músculo es capaz de transformar el glicógeno en energía sin necesidad de oxígeno por alrededor de 90 segundos (glicogénesis anaeróbica). Luego de esto, la reacción debe ocurrir en presencia de oxígeno, por lo que el ritmo respiratorio aumenta para satisfacer la demanda de oxígeno. Sin embargo, durante ejercicios extenuantes, la cantidad de oxígeno inhalada en la respiración resulta insuficiente para la cantidad de ácido láctico por procesar. Este déficit en la cantidad de oxígeno es lo que se conoce como fatiga. La fatiga es similar a lo que ocurre cuando se desenchufa un electrodoméstico, e impide que el músculo se contraiga.

En contraste, en el yoga las contracciones musculares son lentas y progresivas, lo cual permite a la respiración satisfacer la demanda de oxígeno. Al no ser violentas las contracciones musculares, el cuerpo tiene suficiente tiempo para inhalar la cantidad de oxígeno requerida para oxidar el ácido láctico, no dando lugar para el riesgo de fatiga.

Esta ventaja, sumada al control de la respiración que cultiva el yoga, permiten al practicante utilizar sus músculos eficientemente, pudiendo permanecer por largo tiempo en una pose sin el riesgo de sufrir fatiga. Además de esto, el yoga promueve la elasticidad muscular, a la vez que lubrica articulaciones, incrementando la movilidad y el rango de movimiento. Todo esto, sumado al estímulo que recibe el metabolismo, conforman una sinergía que llena al practicante de energía y vitalidad. Otro beneficio de la práctica del yoga es que el cuerpo libera serotonina, un neurotransmisor ligado al estado de ánimo que da una sensación de satisfacción, de felicidad. Esto explica ese estado de dicha que se experimenta después de una clase de yoga, desde un punto de vista neuro-químico.

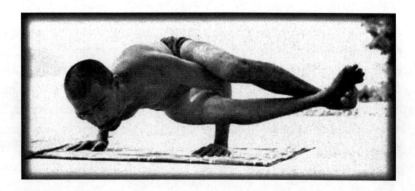

El yoga y la Era Moderna

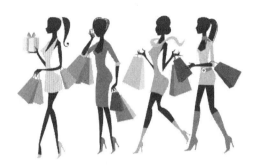

El modernismo ha introducido un estilo de vida radicalmente distinto a lo que había sido la vida de la especie humana hasta entonces. El consumismo y el capitalismo, en particular, han traído patrones de conducta que hasta el siglo pasado eran desconocidos para la gente común. Hasta mediados del siglo XX, la gente vivía su vida enfocados en satisfacer sus necesidades básicas, sin preocuparse por qué marca de zapato usaban, o qué modelo de teléfono llevaban.

Con la explosión del consumismo, el ciudadano común entra en un círculo vicioso en el que intenta vivir al ritmo que le dicta la publicidad. Este estilo de vida coloca al individuo en una eterna búsqueda de la felicidad en objetos materiales, con frecuencia inalcanzables. Estos juguetes, si bien generan una satisfacción temporal al conseguirlos, tan pronto son alcanzados mutan para convertirse en un nuevo objeto, el cual puede ser una versión mejorada del anterior (un modelo más nuevo, o uno con más cualidades), o puede ser algo totalmente diferente (carro → *Jet Ski* → lancha...). Según el yoga (o de hecho, la filosofía vedanta), esta continua búsqueda de la felicidad en objetos externos, aleja al ser humano de su esencia, manteniéndolo enfocado fuera de su realidad.

Por otra parte, estas conductas promueven un continuo cultivo del *ego*, dado que ese afán por lograr objetos materiales va usualmente ligado con una necesidad por reafirmar el *ego*. De acuerdo a la filosofía yóguica, el *ego* constituye un velo (*avidya*: se traduce ignorancia) que impide al ser humano ver su identidad o *Atman*. Por si esto no fuera suficiente, el vedanta enseña que esa perenne necesidad de satisfacer placeres sensuales, mantiene al ser humano atado al ciclo de la vida y la muerte (*samsara*), impidiéndole avanzar hacia niveles superiores de existencia.

De acuerdo con las enseñanzas del yoga, el primer paso para comenzar a transitar el camino hacia la realización, es el desarrollo de la introspección y el auto-conocimiento. Sin embargo, queda claro que ese afán por objetos materiales, lejos de invitar a la introspección, dirije la atención del ser humano hacia una realidad externa al individuo, la mayoría de las veces ficticia (el *look* de una modelo o de un artista de cine, por ejemplo).

Podemos entonces ver claramente cómo el materialismo característico de esta generación, más que acercar a la humanidad hacia su esencia (*Atman*), lo aleja cada vez más de ella. El yoga, en contraste, va en sentido opuesto a este movimiento, motivando al individuo hacia la introspección, a encontrarse consigo mismo. Por eso es tan clave el yoga para esta generación, porque constituye un escudo contra la dinámica de esta sociedad, la cual impide al ser humano reencontrarse consigo mismo.

La dieta según el yoga

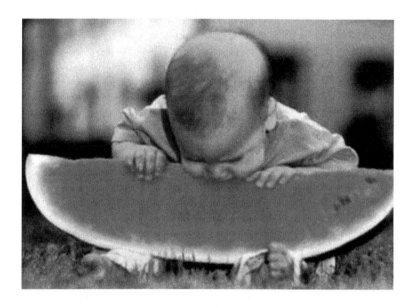

Como bien resaltaba Vishnu Devananda, la alimentación es una pieza fundamental del engranaje que supone una vida yóguica. Las escrituras yóguicas recomiendan una dieta lacto-vegetariana consistente de granos, legumbres, vegetales, frutas, nueces, semillas y lácteos. Swami Vishnu Devananda afirma en su libro *El Libro Ilustrado del yoga* que los nutrientes necesarios para la reparación y construcción de tejidos se encuentran en mayor proporción en los vegetales que en los animales. Además de esto, Vishnu afirma que la principal fuente de minerales orgánicos se encuentra en el reino vegetal. Estos minerales son claves para la eliminación de desechos, la purificación de la sangre, como antisépticos, y para la generación de energía electromagnética, clave para el sistema nervioso.

Me parece importante comentar un poco sobre el consumo de leche. Cuando inicialmente la leche fue introducida en la dieta hindú, hace miles de años, era recetada para suplir los déficits de niños desnutridos, dado su alto contenido de proteína y grasa. De hecho, la medicina ayurvédica establece que la leche sólo debería ser consumida por personas de fuerte digestión (constitución *pitta**) que necesitan ganar peso. Por otra parte, estudios estadísticos muestran que la mayoría de la gente es alérgica a la leche (80% de los asiáticos, 70% de los afro-americanos, 60% de los mediterráneos, y 50% de los latinos).

La industrialización de la leche ha introducido problemas adicionales en el alimento más difícil de digerir que bebe el ser humano. Con la pasteurización se destruyen las enzimas que trae la leche consigo para su digestión, dejando al ser humano sin herramientas para su procesamiento. Por otra parte, la homogeneización de la leche introduce otra variable en la ecuación.

Al homogeneizar la leche, la enzima *xanthine oxidasa* se aglutina formando una cápsula de grasa que logra pasar directamente al torrente sanguíneo. Al llegar esta poderosa enzima al corazón y las arterias, es capaz de dañar la membrana celular creando una grieta. Para reparar esta grieta, el organismo emplea colesterol a modo de empaste, el cual gradualmente va bloqueando las arterias. Los primeros en observar este fenómeno fueron médicos coreanos durante la guerra de Corea. Al efectuar autopsias en soldados americanos, se impactaron al descubrir depósitos y deterioro en las arterias en soldados de muy corta edad, una condición que se creía exclusiva de gente mayor. Más recientemente, investigadores han descubierto depósitos de grasa en las arterias de niños de hasta tres años de edad.

Dada la cantidad de problemas relacionados con el consumo de lácteos, exhortamos al consumo de "leches" de otra fuente, como son las leches de arroz, avena, almendras o soja. Pruébelo y se dará cuenta que realmente el ser humano es un animal de costumbre.

¿Necesita el ser humano comer carne?

Investigaciones arqueológicas revelan que los orígenes de la especie humana fueron vegetarianos, predominantemente recolectores de frutas y semillas. Exploremos algunas de las razones para una dieta vegetariana:

---

* *Pitta, kapha, vata*: Los tres *doshas* o constituciones primarias. Ver glosario.

Ahimsa: el principio de la no-violencia, de no dañar a otro ser vivo (ver *yamas*).

Vicios de la industria de la carne: violencia, uso de antibióticos, hormonas, etc.

Según recientes estudios*, la industria ganadera es la principal responsable de los gases de efecto invernadero (más que todos los medios de transporte juntos).

Toxinas de la carne. Consecuencias de una dieta carnívora: hipertensión, arteroesclerosis, enfermedades cardiovasculares, accidentes cerebro vasculares (ACV).

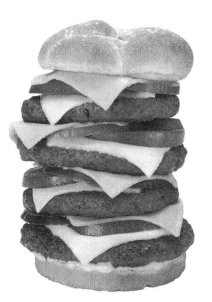

La *World Organization for Animal Health* estima que al menos el 75% de las enfermedades recientes son de origen animal.

The American Medical Journal afirma que:

"una dieta vegetariana puede prevenir el 90% de las enfermedades tromboembólicas y el 97% de las oclusiones coronarias".

* Estudio realizado por la FAO de las Naciones Unidas, 2006.

Según el autor John Robbins, producir 1 Kg de papas requiere 120 litros de agua, mientras que producir un kilo de carne lleva 24 mil galones, unos 90 mil litros de agua. Si alguien que come carne todos los días (que conozco a varios), reduce su ingesta a dos veces por semana, estaría consumiendo cerca de un kilo de carne menos a la semana. Utilizando la razón sugerida por este autor, este simple cambio de hábitos, en un año salvaría al planeta casi 5 millones de litros de agua por persona.

Debes ser el cambio que quieres ver.

Gandhi

Tips para una transición al vegetarianismo

Más tarde o más temprano se convencerá de lo poco saludable de una dieta carnívora. A continuación le presentamos una serie de consejos que le ayudarán en la transición hacia el vegetarianismo:

- Reduzca su proteína animal gradualmente en el siguiente orden:

    Carnes rojas → Aves → Pescado

- Cuando coma algo animal, hágalo en pequeñas cantidades.
- Mientras más básico* el animal, menos dañino (principio Zen).
- Consuma carbohidratos integrales y combine varios carbohidratos en cada comida.
- Proteína = arroz + frijoles (cereales y leguminosas).
- Disminuya el consumo de lácteos y huevos.
- Minimice el uso de productos refinados.

---

* Se entiende por animales básicos aquellos poco diferenciados, como una ostra o una vieira. Los no básicos serían aquellos con tejidos diferenciados, como los vertebrados (aves, mamíferos, etc.).

La importancia de las *gunas*

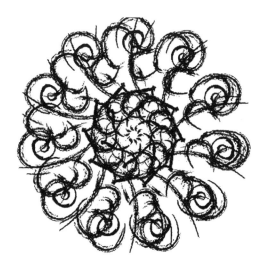

Como pudimos ver en el modelo sugerido por Vishnu Devananda, el yoga integra un conjunto de elementos, que juntos producen una sinergia capaz de acelerar nuestra realización espiritual. A través del entendimiento de las *gunas*, podemos entender qué elementos tomar de nuestro entorno para motivar esta transformación, y cuáles evitar.

Las *gunas* nos permiten catalogar el tipo de energía que algo tiene, bien sea un alimento, una actividad o hasta un tipo de música. Todas las manifestaciones de energía van a exhibir una *guna* predominante, lo cual no significa que no tengan también algo de las otras dos. Las tres *gunas* son:

- *sattva*. Estado de dicha, sabiduría, paz, armonía

- *rajas*. El principio de la energía, la transformación, el fuego

- *tamas*. Inercia, pereza, letargo

Especialmente podemos ver la influencia de las *gunas* a través del efecto que producen los alimentos en nosotros al comerlos.

Los alimentos *rajásicos*, por su exceso de energía, destruyen el equilibrio que pueda existir entre el cuerpo y la mente, excitándonos y poniéndonos hiperactivos (contrario a lo que perseguimos con el yoga, ¿cierto?).

Los alimentos *tamásicos*, en contraste, son alimentos difíciles de digerir, por lo que drenan la energía del cuerpo cuando intenta procesarlos. Como consecuencia, estos alimentos nublan la mente y la ponen perezosa. Los alimentos pesados, como un asado o unos callos, son tamásicos por naturaleza, por lo que nos provocan sueño, pereza. Finalmente, los alimentos *sáttvicos* estimulan positivamente la mente, induciéndola a un estado de equilibrio e inteligencia, que la hacen domable y propensa a tranquilizarse. Por esto, para llevar una vida yóguica debe tenderse hacia los alimentos *sáttvicos*.

Vale la pena mencionar que mientras vivamos a un ritmo de vida agitada, es natural que el cuerpo necesite energía *rajásica* para poder vibrar al ritmo de su entorno. De ser este el caso, lo recomendable es balancear estos alimentos con otros de energía *sáttvica*, y en lo posible evitar la energía *tamásica*. Otro recurso es atenuar lo *tamásico* de un alimento combinándolo con algo *rajásico*, este sería la utilidad del ajo, la cebolla y las especias, desde el punto de vista de las *gunas*. No todo lo *tamásico* es negativo, puede haber casos en los que sea recomendable este tipo de energía, como para contrarrestar estados de ansiedad, estrés (lo que ayurvédicamente hablando correspondería a estados con el *dosha vata* agravado). Este tipo de energía contrasta con lo etéreo y disperso del *vata*.

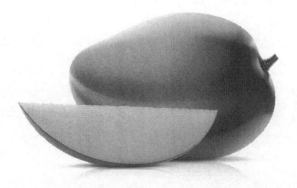

Alimentos sáttvicos: carbohidratos complejos e integrales, frutas y vegetales frescos, nueces, semillas, quesos no añejados, mantequilla.

Alimentos rajásicos: comidas saladas, amargas, agrias, o picantes. Ajo, cebolla, sal, especies penetrantes como los chiles, la pimienta o la mostaza. El pescado, los huevos, las carnes, estimulantes como el alcohol o el café.

Alimentos tamásicos: comidas que han sido muy procesadas o cocidas, como guisos. Carnes rojas (especialmente cordero, cochino y res), comida grasienta (frituras), comida fermentada y madurada (carne seca, conservas, alimentos en vinagre), mariscos, quesos añejos.

Tip. Una manera de imaginarse el tipo de energía que un animal nos dará, es visualizar el estilo de vida del animal. Así, compare la dinámica de vida de una vaca o un cochino, con la de un salmón o una sardina, por ejemplo.

La filosofía *vedanta*

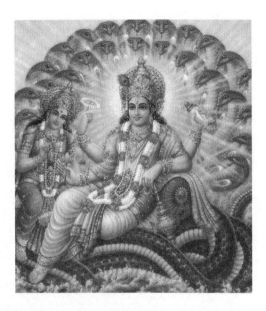

Aunque inicialmente fui atraído al yoga por su actividad física, sus basamentos filosóficos fueron los que realmente terminaron de atraparme. A diferencia de otras escuelas teológicas, como las de religiones como la cristiana, en el *vedanta* (y por ende en el yoga) la relación entre el ser humano y Dios no es una relación de pecador-perdonador, o de culpa, como la que establece el "pecado original".

En vez de esto, en el yoga la relación de nuestra alma con la de Dios es una relación de identidad, de contención; siendo nuestra alma una manifestación del Alma Universal. El yoga toma sus principios filosóficos de la filosofía *vedanta*. El *vedanta* se refiere al conocimiento que proviene de los *vedas*, las escrituras más antiguas del hinduismo y tal vez de la humanidad. *Veda* es una palabra sánscrita que significa *conocimiento*, *sabiduría*, y se refiere a conocimiento divino que ha sido llevado a lenguaje humano. A diferencia de otras obras literarias, los *vedas* no se asocian a ningún autor o a ninguna fecha. Tal vez la conclusión más generalizada sobre su génesis es que tienen un origen divino. En los *vedas* se dice que este conocimiento es *apaurashaya*, palabra sánscrita que significa *no creado por el ser humano*.

Los *vedas* fueron transmitidos directamente de la conciencia divina a los *rishis*, sabios videntes que recibieron este conocimiento durante su permanencia en estados de meditación profunda (supra conciencia). Por varios miles de años los *vedas* se transmitieron de forma oral, a través de sabios estrictamente seleccionados y educados para ser custodios y transmisores del conocimiento, hasta que finalmente fueron compilados en formato escrito alrededor del 1700 a.C.

Según esta escuela filosófica, el objetivo final del individuo es la fusión de su alma (*Atman*) con *Brahman*, el Alma Universal. Esta "fusión" ocurre cuando somos capaces de controlar la mente. Algunos de los preceptos básicos establecidos por el *vedanta* son:

- La esencia del alma humana es Divina; el *Ser* cósmico y el *Ser* del individuo son uno.

- Nada existe sino *Brahman*, el *Ser* Supremo. *Brahman* es todo.

- El objetivo del individuo es descubrir y poner en evidencia esta Divinidad.

- Esta tarea de re-descubrir nuestra Divinidad nos toma muchas vidas (reencarnación). La buena noticia es que el camino andado es acumulativo, tanto al acercarnos como al alejarnos, así que el meollo del asunto es decidir cuándo comenzar a andar hacia adelante. De ahí en adelante, cada vez estará más cerca.

- El destino está gobernado por la *Ley universal de causa y efecto* (karma). Los accidentes no existen en el cosmos.

- Todas las encarnaciones de Dios son manifestaciones de Dios en la Tierra. A ninguna de ellas se le puede considerar como la única.

Una analogía que me ayudó a entender esta visión incluyente de Dios, es visualizar a Dios como un sancocho. El sancocho es una sopa típica del caribe (creo, pero seguramente habrá alguna parecida en cada cultura), rica en verduras, alguna carne, vegetales, etc. Ahora imaginemos que este sancocho es un modelo a escala del Universo, donde cierta parte de la sopa es una galaxia, esta verdura es una estrella, aquella un planeta, etc. Pues bien, ese sancocho, con todos sus componentes (nosotros incluidos), es la visión *vedanta* de Dios.

No deja de ser notable que miles de años antes de Cristo, cuando la mayor parte del mundo civilizado apenas comenzaba a experimentar con los metales, en la región de la India se encontraba gente manejando esta versión tan compleja del cosmos espiritual. No por nada la India es vista como la cuna de la espiritualidad en el mundo.

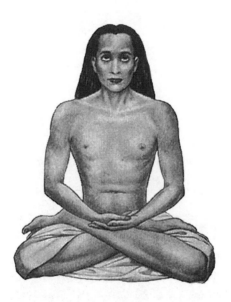

El estado espiritual de Babaji está más allá de la comprensión humana", asevera Sri Yukteswar. Un avatar no está sujeto a las leyes físicas, se hace visible como una imagen de luz, pero está libre de cualquier deuda con la naturaleza, no proyecta sombra, ni hace ningún tipo de huella en el suelo, es conciencia divina pura.

Apéndices

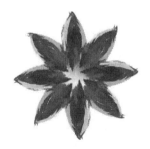

I. Índice de *asanas*

II. Lecturas recomendadas/Bibliografía

Autobiografía de un Yogi. Paramahamsa Yogananda

Mejda. Sananda Lal Ghosh

La Ciencia Sagrada. Swami Sri Yukteswar

Hatha yoga. Swami Sivananda

Light on yoga. B.K.S. Iyengar

The Complete Illustrated Book of yoga. Swami Vishnu Devananda

Pensamientos sobre las Doce Virtudes. Swami Sivananda

Raya yoga. Swami Vivekananda

Yoga Sutras – El sendero del yoga. Patanjali

La enzima prodigiosa. Dr. Hiromi Shinya

Bhagavad Gita

Documentales/películas

Yoga Unveiled – una película de Gita Desai

The Great Year – documental disponible en Youtube

Fast Food Nation – película basada en el libro de Eric Schlosser

Meet your meat – documental dirigido por Bruce Friedrich

Doing time, doing Vipassana (2005)

III. Glosario

asana: postura o pose de yoga. La traducción literal es una pose "cómoda".

atman: nuestro porcentaje de divinidad en el ser humano, nuestra alma.

ashtanga yoga: el yoga de los ocho pasos o etapas, de acuerdo a las enseñanzas provenientes de los sutras de Patanjali. No debe confundirse con un estilo moderno de yoga *Vinyasa* introducido por Patabhi Jois que adoptó el nombre de *Ashtanga*.

B.K.S. Iyengar: Bellur Krishnamachar Sundararaja Iyengar, una de las figura más relevantes del *Hatha yoga* de esta era y fundador del estilo de yoga *Iyengar*. El estilo de yoga *Iyengar* se caracteriza por su atención al detalle y a la alineación.

Brahman: El Absoluto, el Dios supremo, esa entidad omnisciente que la gente llama comunmente Dios.

doshas: las tres constituciones primarias según la medicina ayurveda. Toda persona exhibe una combinación de estas tres constituciones (*vata*, *pitta*, *kapha*).

Gunas: las distintas energías del mundo fenoménico: *sattva*, *rajas* y *tamas*.

Hatha yoga: la rama del yoga especializada en el cultivo del cuerpo físico.

Kapha: la constitución de la estabilidad, formada por los elementos tierra y agua. Las personas *kapha* suelen ser robustos, de buen humor y con tendencia a la gordura.

Karma: similar a la ley de acción y reacción de Newton, de acuerdo a la filosofía *vedanta*, toda acción que hagamos en esta vida, origina una reacción de la cual somos responsables y que debemos saldar antes de abandonar el mundo manifiesto. El conjunto de acciones que vamos acumulando a lo largo de nuestras vidas, constituye nuestra carga o balance kármico, el cual nos mantiene en el ciclo de la vida y la muerte.

Kosha: las distintas envolturas que constituyen nuestro ser: *annamaya kosha* o cuerpo físico, *pranamaya kosha* o cuerpo astral, *manamaya kosha* o envoltura mental, *vijnamaya kosha* o envoltura intelectual, y el *anandamaya kosha* o la envoltura de la dicha.

mouna : la práctica del silencio como un recurso para promover la introspección. Se recomienda al menos por una hora y luego llegar a varias horas, un día, etc.

mudra: gestos que se hacen colocando las manos en una determinada forma, con diferentes objetivos.

nadis: análogos al sistema circulatorio en el cuerpo físico, los *nadis* son los canales a través de los cuales circula el prana en el cuerpo sutil.

Om : el mantra primario. Según el vedanta, la "materialización" del Universo comienza con el sonido *Om*, el cual se origina cuando los tres gunas dejan de estar en equilibrio (fin de la noche de *Brahman*), y la inteligencia divina se manifiesta en forma del *Big Bang*.

namaste: expresión de saludo respetuoso originario de la India que se hace juntando las manos en posición de oración.

Patanjali: vivió en el siglo 2 a.C. Fue el compilador de los yoga *Sutras*, que constituyen el fundamento del *Raja yoga*.

pitta: la constitución asociada al fuego, la pasión. Las personas *pitta* suelen ser de musculatura bien desarrollada, de metabolismo sólido y de temperamento pasional.

Raja yoga: también llamada el yoga *Real*, o *Ashtanga yoga* (el yoga de las ocho etapas), basada en las enseñanzas de Patanjali.

sadhana: utilizando una traducción por B.K.S. Iyengar de los *sutras* de Patanjali, *sadhana* es la disciplina asumida con la finalidad del logro de una meta específica.

samadhi: la octava etapa del *Ashtanga yoga*, en la cual se logra detener los pensamientos de la mente, y la conciencia del practicante se hace una con la conciencia divina (estado de conciencia no-dual).

samsara: el ciclo de la vida y la muerte, al cual permanecemos atados mientras tengamos karma por quemar.

Sivananda: swami Sivananda Saraswati (1887-1963) inicialmente ejerció como médico de los pobres en Malasia, para luego convertirse en guru de yoga. Fundador del *Divine Life Society*, el yoga *Vedanta Forrest Aca-*

demy, y autor de más de doscientos libros.

Sri Yukteswar: el amado gurú de Paramahamsa Yogananda, discípulo de Lahiri Mahasaya, fue un sabio versado en astronomía y astrología védica.

sutras: aforismos o enseñanzas muy breves y concisas. Es el formato en el que Patanjali escribió su texto de yoga, que constituye los fundamentos del yoga que conocemos en esta era.

vata: la constitución asociada al espacio, lo etéreo. Las personas *vata* suelen tener constitución delgada, metabolismo débil y mente creativa.

vedanta: escuela filosófica basada en la parte final de los vedas, los *upanishads*.

vedas: literalmente se traduce como conocimiento, y se refiere al conocimiento divino que fue revelado a los *rishis* y fue plasmado en cuatro libros: el *Rig Veda*, el *Yajur Veda*, el *Sama Veda* y el *Atharva Veda*.

Vivekananda: nacido con el nombre de Narandranath Dutta (1863-1902), fue el discípulo principal de Ramakrishna Paramahamsa y uno de los pioneros en traer las enseñanzas filosóficas de la India a Occidente.

yuga: se refiere a las eras del Universo, que son cuatro: *Satya*, *Treta*, *Dwapara* y *Kali*. Éstas se repiten cíclicamente.

IV. *Sadhana sattva*

Las siguientes instrucciones incluyen enseñanzas del hinduismo (*Sanatana Dharma*), enseñanzas del yoga, y un par que me atreví a agregar. Estos consejos tienen por finalidad promover un cuerpo saludable y una vida *sáttvica*. Modifícalos a tu conveniencia o realidad, con miras a mejorar tus hábitos de vida. Puedes comenzar adoptando solo unos pocos cambios hasta que te sientas listo para incluir más.

- Acuéstate y levántate tempramo, escucha las señales de la naturaleza.
- Practica *pranayama* y meditación entre 4 y 6 am.
- Come moderadamente. Consume alimentos simples y ligeros (*sáttvicos*.)
- Evita alimentos *rajásicos*: picante, ajo, cebolla, carnes, café, cigarrillo, alcohol.
- Practica ayunos de 1-3 días frecuentemente (trimestrales) a base de frutas, té, arroz.
- Para un sistema digestivo saludable, púrgate frecuentemente.
- No consumas azúcar por una semana. Renuncia a la sal los domingos.
- Practica *mouna* (no hablar) por un par de horas semanalmente.
- Antes de hablar, pregúntate: ¿es verdad?, ¿hiero a alguien?, ¿es útil mi comentario?
- Cultiva la serenidad, paciencia, misericordia y tolerancia. Evita la ira; olvida y perdona.
- Evita los juegos de azar, lecturas que no te aportan nada, películas vacías (especialmente de violencia).
- Aléjate de las malas compañías, sobre todo aquellas que critican tu *sadhana*.
- Vive una vida minimalista, reduce tus posesiones.
- Haz el bien y no mires a quien, esta es la más elevada religión. Practica algún servicio desinteresado (con tu atención enfocada en ofrecer tu trabajo a Dios) con frecuencia. Este es el Karma yoga, una de las yogas más poderosas.

- Comparte tus bienes con quien lo necesite, remueve el egoísmo de tu *ser*.

- Sé humilde y póstrate ante todos los seres mentalmente. Siente la presencia divina en todos los seres y ámalos como a ti mismo. Abandona la vanidad, la hipocresía y el orgullo. No odies a nadie.

- Piensa en Dios siempre que tengas un espacio libre. Ten un *mala* (rosario hindú) siempre contigo y aprovecha el tiempo ocioso repitiendo el mantra *Om*.

- Llénate de luz leyendo a maestros (ver lecturas sugeridas).

- Estudia escrituras religiosas como el *Bhagavad Gita*, el *Rig Veda*, los *Upanishads*.

- Recita oraciones, o si lo prefieres, conéctate con Dios a tu manera, diariamente.

- Enfrenta la vida con alegría y optimismo (*santocha*).

Recuerda:

La regularidad y la disciplina son las que te harán avanzar en la senda del yoga.

Asanas sin introspección, no es yoga.

VI. Hoja de autoevaluación

Semana	Lunes (minutos)	Martes (minutos)	Miércoles (minutos)	Jueves (minutos)	Viernes (minutos)	Sábado (minutos)	Domingo (minutos)	Total (minutos)	Puntos (minutos/12)	Qd	Total (puntos x Qd)
1											
2											
3											
4											
5											
6											
7											
8											
9											
10											
11											
12											

71062620R00072

Made in the USA
Lexington, KY
17 November 2017